Monthly Book **Derma.**

編集企画にあたって…

　本号は「角化症診療マニュアル」というタイトルであるが，「角化症」は，先天性，つまり遺伝性の疾患，後天性は炎症性・非炎症性の疾患と範囲が広く，これらすべてを網羅することは難しい．取り上げた疾患については十分深く最新の知識が得られるよう分野を絞ることとし，今回は実際の臨床の場でみる機会が比較的少ないため，（私自身）リファレンスが欲しいと思っていた，遺伝性角化症を中心にすることにした．

　実は 2008 年に故三橋善比古先生が本誌で「角化症診断・治療マニュアル」の編集企画をなさっている．三橋先生も遺伝性角化症を中心にした編集であったため，本号は 13 年ぶりの改訂版のイメージでテーマを考えた．この 13 年の間に次世代シークエンサーが普及し，さまざまな遺伝性角化症の原因遺伝子の同定や新しい病態の解明が進んでいる．それぞれのテーマについて，エキスパートの先生に分かりやすくまとめていただいた．

　表皮融解性魚鱗癬では成長とともに ichthyosis with confetti を示すことがあり，それは revertant mosaicism によることが 2010 年に明らかになっている．これは表皮水疱症においてもみられる現象であり，詳しい解説を乃村俊史先生にお願いした．先天性魚鱗癬様紅皮症と症候性魚鱗癬は，臨床や病理組織学的所見のみでは鑑別が難しく，遺伝子診断を行う必要がある疾患群であるが，武市拓也先生にそれぞれの疾患の特徴をまとめてもらった．掌蹠角化症も遺伝子診断が必要になるが，臨床症状や病理組織学的特徴でどこまで鑑別できるのか，臨床の現場で役立つように中野創先生に執筆いただいた．アトピー性皮膚炎と似た臨床像を示す Netherton 症候群と炎症型 peeling skin 症候群については山本明美先生に解説をお願いした．同じ細胞内カルシウムポンプをコードする遺伝子の変異によるダリエー病とヘイリー・ヘイリー病は，タンパクの発現部位の違いから生じる詳細な病態を比較しながら高橋健造先生に解説いただいた．近年提唱された自己炎症性角化症については杉浦一充先生に，汗孔角化症の新しい病態については久保亮治先生に，それぞれご自身のお仕事を含めて執筆いただいた．道化師様魚鱗癬など重症魚鱗癬の治療や対応は，皮膚科医人生の中でも 1 回経験するかどうかではないかと思うが，その時のために詳細な解説を加藤塁先生に執筆いただいた．後天性角化症は 1 つだけ，私がいつも難しいと感じている乾癬類症について，診断のキーとなる病理組織を柳原茂人先生に解説いただいた．そして，比較的多く経験する尋常性魚鱗癬と X 連鎖性劣性魚鱗癬について私が解説した．

　本号は，各トピックスで第一人者の先生からご寄稿頂き，最新知見が詰まった充実した内容になったと自負している．読者の角化症診療の一助となれば幸いである．最後に，ご多忙の中，快く執筆をお引き受けくださった先生方に深謝申し上げたい．

2021 年 6 月

河野通浩

※なお，遺伝形式の優性は顕性，劣性は潜性への呼称の変更が推奨されているが，疾患名として使用されているものについてはそのままとし，遺伝形式についての記載については括弧付きで並記することにした．

KEY WORDS INDEX

INDEX

Monthly Book **Derma.** No. 312／2021.8 ◆目次

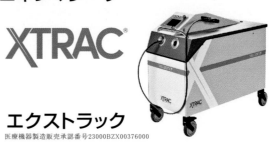

角化症診療マニュアル

◆編集企画／秋田大学教授　河野　通浩　　◆編集主幹／照井　正　　大山　学

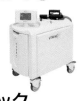
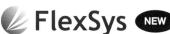
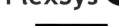
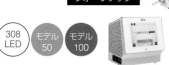
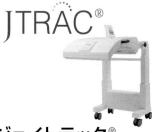

WRITERS FILE
ライターズファイル
(50 音順)

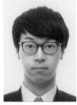

加藤　塁
（かとう　るい）

2017年	順天堂大学卒業　同大学医学部附属順天堂医院，初期研修医
2019年	同大学医学部附属浦安病院皮膚科入局　同大学大学院（博士課程）入学
2021年	東京女子医科大学八千代医療センター皮膚科

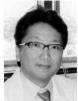

高橋　健造
（たかはし　けんぞう）

1986年	京都大学卒業　同大学医学部附属病院皮膚科，研修医
1987年	和歌山赤十字病院皮膚科，研修医
1988年	京都大学大学院医学研究科博士課程内科系専攻入学
1992年	同大学大学院修了　同大学医学部付属病院皮膚科，医員
1993年	米国メリーランド州ジョンス・ホプキンス大学生化学／皮膚科学教室，ポストドクトラルフェロー
1996年	京都大学皮膚病態学講座，助手
2001年	群馬大学皮膚科学教室，講師
2002年	京都大学皮膚生命科学講座，講師
2010年	琉球大学皮膚病態制御学講座，准教授
2016年	同，教授
2017年	同大学，副医学部長
2019年	同大学皮膚科学講座，教授（講座名変更）
2020年	同大学病院，院長補佐
2021年	同大学，医学科長

乃村　俊史
（のむら　としふみ）

2002年	北海道大学卒業　同大学皮膚科入局
2004年	市立釧路総合病院皮膚科，研修医
2005年	北海道大学病院皮膚科，医員
2008～10年	英国ダンディー大学留学
2009年	北海道大学大学院博士課程短期修了
2010年	同大学病院皮膚科，助教
2016年	同，講師
2020年	筑波大学皮膚科，教授

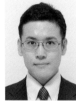

久保　亮治
（くぼ　あきはる）

1994年	大阪大学卒業　同大学皮膚科入局
2000年	同大学大学院卒業　ERATO 月田細胞軸プロジェクト，研究員
2001年	京都大学大学院分子細胞情報学，助手
2006年	慶應義塾大学皮膚科，助教
2008年	同大学総合医科学研究センター，講師
2013年	同大学皮膚科，講師
2016年	同，准教授

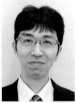

武市　拓也
（たけいち　たくや）

2004年	滋賀医科大学卒業
2006年	名古屋大学皮膚科入局
2007年	豊橋市民病院皮膚科
2010年	名古屋大学大学院修了
2011年	稲沢市民病院皮膚科
2013～15年	英国 King's College London 留学
2015年	名古屋大学医学部附属病院皮膚科，医員
2016年	同，助教
2019年	同，講師

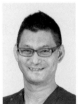

柳原　茂人
（やなぎはら　しげと）

2005年	関西医科大学卒業
2007年	大阪市立大学大学院医学研究科皮膚病態学講座
2013年	博士（医学）取得
2014年	鳥取大学感覚運動医学講座皮膚病態学，助教
2017年	近畿大学皮膚科学教室，講師

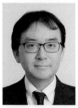

河野　通浩
（こうの　みちひろ）

1994年	秋田大学卒業　同大学皮膚科入局
1999年	同大学大学院修了　愛知医科大学皮膚科，助手
2001年	名古屋大学皮膚科，助手
2002年	米国マサチューセッツ総合病院皮膚病理部門留学
2005年	名古屋大学皮膚科，助手
2008年	同，講師
2016年	同，准教授
2019年	秋田大学皮膚科・形成外科，教授

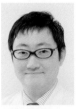

中野　創
（なかの　はじめ）

1991年	弘前大学卒業　同大学皮膚科入局
1995年	同大学大学院修了　青森県立中央病院皮膚科
1996年	弘前大学皮膚科，助手
1998～2001年	米国ジェファーソン医科大学留学
2000年	弘前大学皮膚科，講師
2002年	同，助教授
2007年	同，准教授

山本　明美
（やまもと　あけみ）

1983年	旭川医科大学卒業　同大学皮膚科入局
1987年	大阪大学解剖学第2講座にて研究
1989年	英国ロンドン大学セント・トーマス病院，研究員
1996年	旭川医科大学皮膚科，講師
2006年	同，准教授
2014年	同，教授

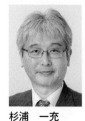

杉浦　一充
（すぎうら　かずみつ）

1994年	名古屋大学卒業　愛知県厚生農業協同組合連合会更生病院，研修医
1995年	名古屋大学皮膚科入局
1998～2001年	米国スクリプス研究所自己免疫センター，研究員
1999年	名古屋大学大学院修了
2001年	同大学生物化学，助手
2002年	同大学医学部附属病院皮膚科，医員
2003年	同大学皮膚科，助手
2004年	同，講師
2008年	同，准教授
2016年	藤田保健衛生大学皮膚科，教授
2018年	藤田医科大学皮膚科，教授（校名改称）

MB Derma, 312：1-8, 2021.

◆特集／角化症診療マニュアル
比較的多い魚鱗癬

河野通浩*

Key words：尋常性魚鱗癬(ichthyosis vulgaris)，フィラグリン(filaggrin)，アトピー性皮膚炎(atopic dermatitis)，X連鎖性劣性魚鱗癬(recessive X-linked ichthyosis)，ステロイドスルファターゼ(steroid sulfatase)，隣接遺伝子症候群(contiguous gene syndrome)

Abstract 魚鱗癬は，角層の形成や剥脱の異常により，全身の皮膚が乾燥および粗糙となり落屑を生じた状態と定義されており，遺伝性魚鱗癬がほとんどである．尋常性魚鱗癬はヒトで最も多い単一遺伝子疾患の1つであり，軽症であるが，皮膚バリアの脆弱性から経皮感作が容易になり，アトピー性疾患の発症に関与する．X連鎖性劣性魚鱗癬は尋常性魚鱗癬の次に多く，高い割合でステロイドスルファターゼ遺伝子(*STS*)の全欠損が原因となっており，近傍遺伝子を含んだ欠損の場合，隣接遺伝子症候群として様々な症状を合併することが知られている．これら2つの魚鱗癬は日常の外来のなかで遭遇する可能性が比較的高いため，臨床症状や合併症，マネージメントについてのみならず，病態についても概説した．

はじめに

魚鱗癬は，角層の形成や剥脱の異常により，全身の皮膚が乾燥および粗糙になって落屑を生じる状態である．先天異常，つまり遺伝性魚鱗癬がほとんどであり，様々なものがある．そのなかで，尋常性魚鱗癬は250人に1人[1]，X連鎖性劣性魚鱗癬は男子2,000〜6,000人に1人[1,2]の有病率といわれており，これら2つの魚鱗癬は他の先天性魚鱗癬に比べて外来診療のなかで経験する頻度が比較的高い疾患である．

本稿ではこれら2つの疾患について概説する．

尋常性魚鱗癬

ヒトで最も多い単一遺伝子疾患の1つであり，四肢伸側の中等度までの，いわゆる「さめ肌」である．英国児童の調査において有病率は250人に1人[1]といわれているが，2006年にフィラグリン遺伝子(*FLG*)変異により発症することが明らかになり，*FLG*変異の保有率からは，潜在的な患者を含めると日本では人口の10%弱とも推測される．

1．臨床像

乾燥肌で，四肢伸側や躯幹を中心に，小さな白色粃糠様〜褐色鱗状の鱗屑を認める．膝窩，肘窩，頸部など屈曲部は侵さない[3]（図1）．

掌蹠の palmoplantar hyperlinearity（皮膚紋理の増強）を認めることも特徴である[3]（図2）．また，上腕や大腿伸側に毛孔性苔癬を伴うことも多い．後述するように，アトピー性皮膚炎を合併しやすいことも以前から知られていた．

これらの臨床症状は季節性があり，気温や湿度の高い夏季には軽快するが，冬になると増悪する．本症は出生後早期(2か月以内)に発症することが多いが，もともと症状の強さにばらつきがあり，環境にも影響されるため，出生時は異常を認めず，乳児期以降に気づかれることも多い．

遺伝形式は常染色体半優性(顕性)遺伝(autosomal semidominant)である．これは，基本的には

* Michihiro KONO，〒010-8543 秋田市本道1-1-1 秋田大学大学院医学系研究科皮膚科学・形成外科学講座，教授

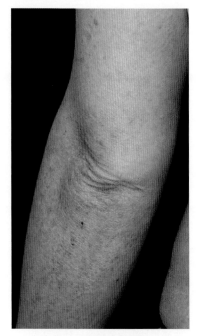

図 1. 尋常性魚鱗癬

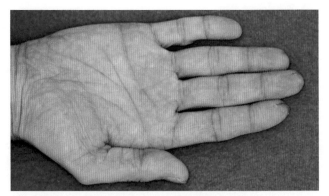

図 2. 尋常性魚鱗癬の palmoplantar hyperlinearity
拇指球部の皺も目立つ.

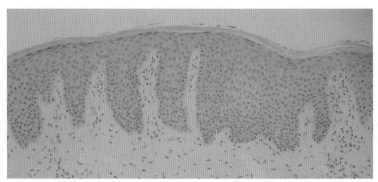

図 3. 尋常性魚鱗癬の病理組織像
アトピー性皮膚炎を合併している成人症例のため,表皮肥厚がみられる.

優性(顕性)遺伝であるが,両方のアレル(allele)に変異を持つ,つまりホモ接合性や複合ヘテロ接合性の場合には症状が強くなり,四肢屈側にも皮疹を認めることがある.患者はほとんど家族歴を有するが表現型が弱く,見た目上,家族歴に乏しい場合もある.

病理組織像は,角層はいわゆる Basket-weave like hyperkeratosis で,バスケット網状は保持しながら角層が厚くなっている.ケラトヒアリン顆粒が減少しており,顆粒層が菲薄化している(図3).

2.フィラグリンの生合成と働き

フィラグリンは同定された当初,stratum cor- neum basic protein(SCBP)と名づけられた[4]が,ケラチン中間径フィラメントを凝集する作用があることが明らかになった[5].その機能から,fila- ment aggregating protein,つまり filaggrin(フィラグリン)と呼ばれるようになった.フィラグリンは前駆体タンパクであるプロフィラグリンとして顆粒層で合成される.プロフィラグリンは,後にフィラグリンとなる 10~12 個の繰り返し配列を持つ 460 kDa と大きなタンパクであるが,kallikrein-related peptidase 5(KLK5)や skin- specific retroviral-like aspartic protease (SASPase)などの,いくつかの酵素によりプロ

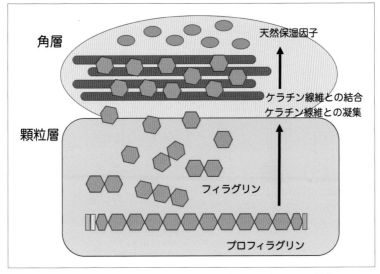

図 4. 皮膚におけるフィラグリン生成から分解までの過程

セッシングを受けて繰り返し配列が切断され，モノマーのフィラグリンとして機能するようになる[6)7)]．フィラグリンは，ケラチン線維間に局在してケラチンに結合することでケラチン線維の凝集を起こす．これによりケラチン線維束が形成され，角化細胞の平坦化を導くと考えられている．その後，フィラグリンは peptidyl arginine deiminase(PADI)1 および 3 により，アルギニン残基がシトルリンに変換されるという修飾を受けてケラチンから遊離する．遊離したフィラグリンは，caspase 14 や calpain 1，bleomycin hydrolase (BH)によって分解を受けて，最終的に天然保湿因子となる[8)](図 4)．

つまり，フィラグリンはケラチンの凝集により角層の形成に重要な役割を果たし，正常な皮膚のバリア機能の形成と維持に必須のタンパクであり，天然保湿因子として角質の保水に働き，皮膚の保湿にも役立っている[9)]．このほかに，角層のpH の調整や紫外線の吸収などに，フィラグリンの分解物質の 1 つであるウロカニン酸が関与していることも知られている[9)]．

3．フィラグリン遺伝子

そのプロフィラグリンをコードする FLG は，2006 年に尋常性魚鱗癬の原因遺伝子であることが明らかになった[10)]．ヨーロッパ人の 4% 弱が FLG 変異を有していることが明らかになり[10)]，ヨーロッパ人には少なくとも 13 個の FLG 変異が同定されている[11)]．日本人の尋常性魚鱗癬患者家系においてはヨーロッパ人から報告された変異は認められず[12)]，日本人固有の新規遺伝子変異が同定された[12)〜15)]．現在までに日本人では 11 個の変異が明らかになっているが[16)17)]，日本人は 1 つの例外[18)]を除いて，ヨーロッパ人と全く異なる固有の FLG 変異を有していることが明らかになっている．

前述したように手掌皺亢進(palmar hyperlinearity)は尋常性魚鱗癬の特徴の 1 つであるが，イギリスの児童を対象とした調査で，手掌皺亢進，特に拇指球部の深い小皺を認める児では FLG の異常が高頻度に同定され，その特異度は 95% であった[9)]ことから，魚鱗癬の臨床所見の弱い患者の遺伝子変異保有の有無を判断するのに有用であろう．

4．尋常性魚鱗癬とアトピー性皮膚炎の関連性

アトピー性皮膚炎(AD)には多様な病因・増悪因子が関与し，各症例によってそれらは様々であると推測されているが，以前より尋常性魚鱗癬患者に AD を合併しやすいことが知られており，尋常性魚鱗癬患者の 50% に AD が，AD 患者の 8% に尋常性魚鱗癬が合併する[19)]．

2006 年に FLG が尋常性魚鱗癬の原因遺伝子であることが明らかになった直後，AD と FLG の関

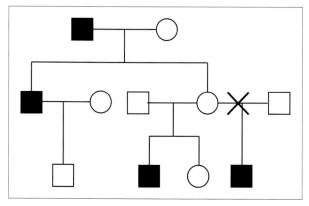

図 5. X 連鎖性劣性魚鱗癬の一家系
X 連鎖性劣性(潜性)遺伝形式を示す.

連を調べた研究により,アイルランド人では AD の約半数で *FLG* 変異がみられることも明らかになった[19].その後も,欧州で施行された研究のメタアナリシスにおいて AD 患者の 21.6% が *FLG* 変異を有していると報告され[20],*FLG* 変異により引き起こされる皮膚バリア機能異常が AD 発症と深く関係していることが明らかになった[21].

日本でも,日本人 AD 患者を対象とした *FLG* 変異スクリーニングが行われ[12]~[15],AD 患者群の 27% 以上が変異を有しており,日本人でも *FLG* 変異は重要な AD の発症因子であることが明らかになった[15].

FLG 変異が AD を引き起こすメカニズムとしては,フィラグリン減少に起因する皮膚バリア障害がアレルゲンの侵入を容易にして,感作,そして皮膚炎を引き起こす,という考えが仮説の 1 つとしていわれている[22].しかし,*FLG* 変異があれば必ず AD が発症するわけではないこと(両アリル性(bi-allelic)の *FLG* 変異を持つが AD の発症をみない例)が報告され,*FLG* は原因遺伝子ではなく,発症因子の 1 つであることが示されている[23].

そして,我々は大量検体を迅速かつ安価に解析するため,リアルタイム PCR による double dye probe を用いた日本人の *FLG* 既出 10 変異を検出する手法を確立した[24].この手法を用いて 820 人の検診受検者の *FLG* 変異解析を行い,*FLG* 変異とアレルギー性鼻炎の関連性を明らかにするとともに,この手法の実用性を証明した[24].

FLG 変異はアレルギー性鼻炎[24]のほかにも,

AD を伴う喘息[25]や食物アレルギー[26]など,アトピー疾患全般のリスク因子になることが日本人でのデータでも明らかになってきている.尋常性魚鱗癬は今後も注目される疾患である.

5．治　療

治療は外用療法と生活指導である.ワセリンやヘパリン類似物質,尿素含有外用剤などを用いて,外用による皮膚バリア機能の補完を行う.これによって,アレルゲンの経皮感作を予防し,AD の合併を防ぐ効果もある.入浴後すぐに外用するのが効果的である.本症は寒冷で乾燥した環境で症状が悪化するので,エアコンや加湿器を積極的に利用するとよい.

X 連鎖性劣性魚鱗癬

本症は前述したように尋常性魚鱗癬に次いで多い病型である.生後 2～6 か月ごろに発症し,加齢により軽快しない.尋常性魚鱗癬より皮膚症状は強いとされており,合併する皮膚外症状も特有のものがある.

1．臨床像

本症は病名どおり X 連鎖性劣性(潜性)遺伝形式を示す.そのため,女性保因者を通じて男児にしか発症しないが(図 5),患者と保因者の婚姻によるホモ接合性の女児にも生じ得る[27].

先天性魚鱗癬のなかでは皮膚症状は比較的軽度とされているが,尋常性魚鱗癬と比べると高度であり,鱗屑は大きく暗褐色を呈する(図 6～8).ときに出生後まもなくから一過性に比較的軽い魚鱗癬様紅皮症がみられることがある[28].尋常性魚鱗癬よりも広範囲に皮疹が出現し,四肢関節伸側ばかりでなく屈側も侵されるため,側頸部や側腹部にも認める.顔面では耳前部[29]や前額部の鱗屑をみることがある.小児期には頭皮の落屑が必発とされるが,成長とともに改善する.*FLG* 変異があると,臨床症状の増強があるとの報告がある[30].

病理組織は不全角化や顆粒層の菲薄化を伴わない密な角質肥厚を認める.表皮の軽度肥厚を認めることがあるが,それ以外の特徴に乏しい(図 9).

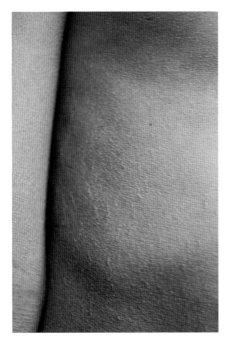

図 6. X 連鎖性劣性魚鱗癬
体幹にも症状を認める.

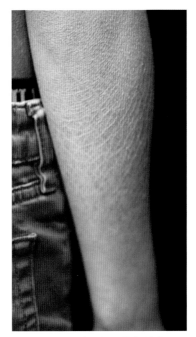

図 7. X 連鎖性劣性魚鱗癬
尋常性魚鱗癬よりも大きな鱗屑をみる.

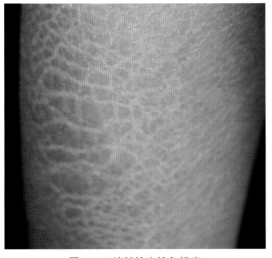

図 8. X 連鎖性劣性魚鱗癬
鱗屑の拡大を認める.

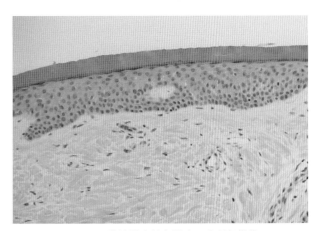

図 9. X 連鎖性劣性魚鱗癬の病理組織像
密な角質肥厚をみる.

　皮膚外症状として，罹患男性の 50％と保因女性の 25％に角膜の点状混濁を認める[31]．視力障害はなく，細隙灯検査で初めて明らかになることも多いとされている[32]が，稀に反復性の角膜びらんを生じる[31]．停留睾丸は 20％の罹患男児にみられるという報告がある[33]．X 連鎖性劣性魚鱗癬と精巣悪性腫瘍との関連について述べられてきたが，過去にいくつかの報告をみるに留まっている[34)35]．

発達については，同年代の非罹患者に比べて注意欠如・多動症（ADHD）が多いという報告があり[36)37]，てんかんの発症リスクも高いといわれている[36]．罹患胎児の胎盤での本酵素の欠損によるエストロゲンの産生低下により，頸管の開大が不十分となり，分娩異常をきたすことがある[38]．

2．ステロイドスルファターゼの働きと遺伝子

　原因遺伝子は X 染色体上にあるステロイドス

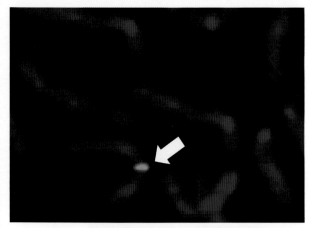

図 10. *STS* 領域の欠損を FISH 法にて検出
患者の血液検体で検査を行うと，X 染色体を認識するプローブはハイブリダイズして，緑色蛍光がみられるが，*STS* 領域（Xp22.3）に特異的なプローブは，その部分の染色体が欠損しているため，ハイブリダイズできずに赤色蛍光がみられない．

ルファターゼ（steroid sulfatase）をコードする遺伝子である *STS* である．

　本症の 90％は *STS* の完全欠損により発症する．遺伝子の完全欠損の比率はすべての遺伝性疾患のなかで最も高いといわれている[39]．この場合は *STS* の欠損を FISH 法によって検出することで診断ができる（図 10）．この検査は保険収載されており，検査会社に依頼して実施可能である．点突然変異も報告されており，この場合は臨床診断で本症を疑い，遺伝子診断が必要になる．近年では遺伝子変異解析も次世代シークエンスにより全エクソームシークエンスやパネル解析など網羅的解析が可能になり，それによって *STS* の点変異が検出されて確定診断に至ることもある[28]．

　ステロイドスルファターゼは角層細胞間の接着に寄与する硫酸コレステロールを分解する酵素である．表皮において硫酸コレステロールは角化細胞内から細胞膜を通過して細胞外に拡散され，層板顆粒から分泌されるステロイドスルファターゼによりその硫酸基が外れてコレステロールとなる．患者ではステロイドスルファターゼが欠損するため，角層に過剰な硫酸コレステロールが存在することになる．蓄積した硫酸コレステロールがカリクレインなどのセリンプロテアーゼを抑制するため，角質細胞が剥離遅延を起こすこと（reten-

tion hyperkeratosis）のほか，いくつかの機序が提唱されている[40]．

3．*STS* と隣接遺伝子症候群

　前述したように，本症の 90％は *STS* の完全欠損を含む X 染色体短腕の遠位端（Xp22.31）の大規模欠失により発症する．欠損の規模により近傍の遺伝子も同時に欠損することがある．*STS* の前後にある繰り返し配列により，染色体 Xp23 では組換えが起こりやすい．*STS* よりテロメア側には精神発達遅滞の遺伝子 *NLGN4X*，先天性点状軟骨形成異常症 II 型の *ARSE*，さらに遠位には低身長の *SHOX* があり，一方，*STS* のセントロメア側には Kallmann 症候群（無嗅覚症，性腺機能低下が主徴）の *KAL1* がある．*STS* の欠損とともに隣接の遺伝子の欠損をみる場合は隣接遺伝子症候群（contiguous gene syndrome）の 1 つと考えられる[41]．

　関連する疾患として，マルチプルスルファターゼ欠損症がある．この疾患はホルミルグリシン生成酵素（formylglycine-generating enzyme；FGE）をコードする *SUMF1* の異常による，極めて稀な常染色体劣性（潜性）遺伝性疾患である．FGE はスルファターゼの触媒部位を活性化するが，この酵素の異常によりステロイドスルファターゼ，アリルスルファターゼ群やムコ多糖スルファターゼなど，知られているすべてのスルファターゼ活性が低下する．このため，神経変性疾患，産生ムコ多糖症の症状に加えて X 連鎖性劣性遺伝性魚鱗癬の皮疹を呈する．上記の合併症があり，*STS* 領域の FISH や遺伝子解析で *STS* の変異がなければ考慮すべき疾患である．

4．治　療

　尋常性魚鱗癬と同様に，治療は外用療法と生活指導である．尋常性魚鱗癬よりも症状が強いため，サリチル酸ワセリンなど角質溶解剤や活性型ビタミン D3 軟膏も選択肢に入る．これらを広範囲に用いる場合は，それぞれサリチル酸中毒および高カルシウム血症に注意する．また，特に入浴時に擦りすぎたりしないよう，生活指導を十分に行

う必要がある．症状が強い場合は，経口レチノイドが考慮されることがある．

おわりに

　以上，遺伝性角化症のなかでも，臨床の場でみる可能性の高い2つの魚鱗癬，尋常性魚鱗癬とX連鎖性劣性魚鱗癬の臨床および病態について概説した．

文　献

1) Wells RS, Kerr CB：Clinical features of autosomal dominant and sex-linked ichthyosis in an English population. *Br Med J*, 1(5493):947-950, 1966.

2) Ziprkowski L, Feinstein A：A survey of ichthyosis vulgaris in Israel. *Br J Dermatol*, **86**(1)：1-8, 1972.

3) Wells RS, Kerr CB：Genetic classification of ichthyosis. *Arch Dermatol*, **92**(1)：1-6, 1965.

4) Dale BA：Purification and characterization of a basic protein from the stratum corneum of mammalian epidermis. *Biochim Biophys Acta*, **491**(1)：193-204, 1977.

5) Dale BA, Holbrook KA, Steinert PM：Assembly of stratum corneum basic protein and keratin filaments in macrofibrils. *Nature*, **276**(5689)：729-731, 1978.

6) Sakabe J, Yamamoto M, Hirakawa S, et al：Kallikrein-related peptidase 5 functions in proteolytic processing of profilaggrin in cultured human keratinocytes. *J Biol Chem*, **288**(24)：17179-17189, 2013.

7) Matsui T, Miyamoto K, Kubo A, et al：SASPase regulates stratum corneum hydration through profilaggrin-to-filaggrin processing. *EMBO Mol Med*, **3**(6)：320-333, 2011.

8) Kamata Y, Taniguchi A, Yamamoto M, et al：Neutral cysteine protease bleomycin hydrolase is essential for the breakdown of deiminated filaggrin into amino acids. *J Biol Chem*, **284**(19)：12829-12836, 2009.

9) Brown SJ, McLean WH：Eczema genetics：current state of knowledge and future goals. *J Invest Dermatol*, **129**(3)：543-552, 2009.

10) Smith FJ, Irvine AD, Terron-Kwiatkowski A, et al：Loss-of-function mutations in the gene encoding filaggrin cause ichthyosis vulgaris. *Nat Genet*, **38**(3)：337-342, 2006.

11) Hsu CK, Akiyama M, Nemoto-Hasebe I, et al：Analysis of Taiwanese ichthyosis vulgaris families further demonstrates differences in FLG mutations between European and Asian populations. *Br J Dermatol*, **161**(2)：448-451, 2009.

12) Nomura T, Sandilands A, Akiyama M, et al：Unique mutations in the filaggrin gene in Japanese patients with ichthyosis vulgaris and atopic dermatitis. *J Allergy Clin Immunol*, **119**(2)：434-440, 2007.

13) Nomura T, Akiyama M, Sandilands A, et al：Specific filaggrin mutations cause ichthyosis vulgaris and are significantly associated with atopic dermatitis in Japan. *J Invest Dermatol*, **128**(6)：1436-1441, 2008.

14) Nomura T, Akiyama M, Sandilands A, et al：Prevalent and rare mutations in the gene encoding filaggrin in Japanese patients with ichthyosis vulgaris and atopic dermatitis. *J Invest Dermatol*, **129**(5)：1302-1305, 2009.

15) Nemoto-Hasebe I, Akiyama M, Nomura T, et al：FLG mutation p.Lys4021X in the C-terminal imperfect filaggrin repeat in Japanese patients with atopic eczema. *Br J Dermatol*, **161**(6)：1387-1390, 2009.

16) Mizuno O, Nomura T, Ohguchi Y, et al：Loss-of-function mutations in the gene encoding filaggrin underlie a Japanese family with food-dependent exercise-induced anaphylaxis. *J Eur Acad Dermatol Venereol*, **29**(4)：805-808, 2015.

17) Kono M, Nishida K, Takeichi T, et al：Ripple-pattern lichen amyloidosis in a case of ichthyosis vulgaris with a novel FLG mutation. *J Eur Acad Dermatol Venereol*, **31**(2)：e130-e132, 2017.

18) Hamada T, Sandilands A, Fukuda S, et al：De novo occurrence of the filaggrin mutation p. R501X with prevalent mutation c.3321delA in a Japanese family with ichthyosis vulgaris complicated by atopic dermatitis. *J Invest Dermatol*, **128**(5)：1323-1325, 2008.

19) Palmer CN, Irvine AD, Terron-Kwiatkowski A, et al：Common loss-of-function variants of the epidermal barrier protein filaggrin are a major

predisposing factor for atopic dermatitis. *Nat Genet*, **38**(4)：441-446, 2006.

20) Rodríguez E, Baurecht H, Herberich E, et al：Meta-analysis of filaggrin polymorphisms in eczema and asthma：robust risk factors in atopic disease. *J Allergy Clin Immunol*, **123**(6)：1361-1370.e1367, 2009.

21) Sandilands A, Terron-Kwiatkowski A, Hull PR, et al：Comprehensive analysis of the gene encoding filaggrin uncovers prevalent and rare mutations in ichthyosis vulgaris and atopic eczema. *Nat Genet*, **39**(5)：650-654, 2007.

22) Hudson TJ：Skin barrier function and allergic risk. *Nat Genet*, **38**(4)：399-400, 2006.

23) Sekiya A, Kono M, Tsujiuchi H, et al：Compound heterozygotes for filaggrin gene mutations do not always show severe atopic dermatitis. *J Eur Acad Dermatol Venereol*, **31**(1)：158-162, 2017.

24) Kono M, Nomura T, Ohguchi Y, et al：Comprehensive screening for a complete set of Japanese-population-specific filaggrin gene mutations. *Allergy*, **69**(4)：537-540, 2014.

25) Osawa R, Konno S, Akiyama M, et al：Japanese-specific filaggrin gene mutations in Japanese patients suffering from atopic eczema and asthma. *J Invest Dermatol*, **130**(12)：2834-2836, 2010.

26) Kono M, Akiyama M, Inoue Y, et al：Filaggrin gene mutations may influence the persistence of food allergies in Japanese primary school children. *Br J Dermatol*, **179**(1)：190-191, 2018.

27) Mevorah B, Frenk E, Muller CR, et al：X-linked recessive ichthyosis in three sisters：evidence for homozygosity. *Br J Dermatol*, **105**(6)：711-717, 1981.

28) Takeichi T, Sugiura K, Hsu CK, et al：Novel indel mutation of STS underlies a new phenotype of self-healing recessive X-linked ichthyosis. *J Dermatol Sci*, **79**(3)：317-319, 2015.

29) Okano M, Kitano Y, Yoshikawa K, et al：X-linked ichthyosis and ichthyosis vulgaris：comparison of their clinical features based on biochemical analysis. *Br J Dermatol*, **119**(6)：777-783, 1988.

30) Liao H, Waters AJ, Goudie DR, et al：Filaggrin mutations are genetic modifying factors exacerbating X-linked ichthyosis. *J Invest Dermatol*, **127**(12)：2795-2798, 2007.

31) Hung C, Ayabe RI, Wang C, et al：Pre-Descemet corneal dystrophy and X-linked ichthyosis associated with deletion of Xp22.31 containing the STS gene. *Cornea*, **32**(9)：1283-1287, 2013.

32) Ramesh R, Chen H, Kukula A, et al：Exacerbation of X-linked ichthyosis phenotype in a female by inheritance of filaggrin and steroid sulfatase mutations. *J Dermatol Sci*, **64**(3)：159-162, 2011.

33) Fernandes NF, Janniger CK, Schwartz RA：X-linked ichthyosis：an oculocutaneous genodermatosis. *J Am Acad Dermatol*, **62**(3)：480-485, 2010.

34) Lykkesfeldt G, Høyer H, Lykkesfeldt AE, et al：Steroid sulphatase deficiency associated with testis cancer. *Lancet*, **2**(8365-66)：1456, 1983.

35) Lykkesfeldt G, Bennett P, Lykkesfeldt AE, et al：Testis cancer. Ichthyosis constitutes a significant risk factor. *Cancer*, **67**(3)：730-734, 1991.

36) Rodrigo-Nicolás B, Bueno-Martínez E, Martín-Santiago A, et al：Evidence of the high prevalence of neurological disorders in nonsyndromic X-linked recessive ichthyosis：a retrospective case series. *Br J Dermatol*, **179**(4)：933-939, 2018.

37) Kent L, Emerton J, Bhadravathi V, et al：X-linked ichthyosis(steroid sulfatase deficiency)is associated with increased risk of attention deficit hyperactivity disorder, autism and social communication deficits. *J Med Genet*, **45**(8)：519-524, 2008.

38) Jobsis AC, De Groot WP, Tigges AJ, et al：X-linked ichthyosis and X-linked placental sulfatase deficiency：a disease entity. Histochemical observations. *Am J Pathol*, **99**(2)：279-289, 1980.

39) Hernández-Martin A, González-Sarmiento R, De Unamuno P：X-linked ichthyosis：an update. *Br J Dermatol*, **141**(4)：617-627, 1999.

40) Elias PM, Williams ML, Holleran WM, et al：Pathogenesis of permeability barrier abnormalities in the ichthyoses：inherited disorders of lipid metabolism. *J Lipid Res*, **49**(4)：697-714, 2008.

41) Ballabio A, Bardoni B, Carrozzo R, et al：Contiguous gene syndromes due to deletions in the distal short arm of the human X chromosome. *Proc Natl Acad Sci U S A*, **86**(24)：10001-10005, 1989.

MB Derma, 312 : 9–15, 2021.

◆特集／角化症診療マニュアル

表皮融解性魚鱗癬と ichthyosis with confetti

乃村俊史*

Key words：表皮融解性魚鱗癬（epidermolytic ichthyosis），ケラチン 1（keratin 1），ケラチン 10（keratin 10），顆粒変性（granular degeneration），ichthyosis with confetti，revertant mosaicism

Abstract 表皮融解性魚鱗癬も ichthyosis with confetti も *KRT1* または *KRT10* 変異により発症するが，その病態や臨床所見，病理所見は大きく異なる．前者は，表皮の脆弱性（有棘層以上のケラチノサイトの細胞骨格の脆弱性）を特徴とする疾患であり，臨床的にはびらんや水疱形成，病理学的には顆粒変性を呈する．一方，後者では表皮の脆弱性が目立たず，病因変異が消失した正常化皮膚領域がみられることが最大の特徴である．この正常化現象は revertant mosaicism と呼ばれ，ichthyosis with confetti では体細胞組換えにより，表皮幹細胞レベルで病因変異が消失することがわかっている．

表皮融解性魚鱗癬

1．病態：基本は表皮の脆弱性である

表皮融解性魚鱗癬は，*KRT1* または *KRT10*（ケラチン 1 またはケラチン 10 をそれぞれコードする）の遺伝子変異により発症する疾患である[1]．表皮において，ケラチン 1 とケラチン 10 は基底層以外（有棘層，顆粒層，角層）のケラチノサイトの細胞骨格の構成成分である（図 1）[1]．したがって，*KRT1* または *KRT10* に遺伝子変異が生じると，有棘層以降のケラチノサイトの細胞骨格が脆弱になり，びらんや水疱を主症状とする本疾患を発症することが容易に理解される．

表皮融解性魚鱗癬は，常染色体優性（顕性）遺伝する場合と常染色体劣性（潜性）遺伝する場合があるが[2]，患者のほとんどは前者の遺伝形式をとり，ヘテロ接合性のミスセンス変異を有している（その多くは一塩基置換である）．すなわち，*KRT1* または *KRT10* の一塩基の変化により，ケラチン 1 またはケラチン 10 のたった 1 つのアミノ酸が別

＊ Toshifumi NOMURA，〒305-8575 つくば市天王台 1-1-1　筑波大学医学医療系皮膚科，教授

のアミノ酸に置換されるだけで本疾患を発症する．これはなぜであろうか．

この仕組みを理解するためには，ケラチン 1 とケラチン 10 による細胞骨格の形成過程をもう少し詳細に理解する必要がある．ケラチン 1 とケラチン 10 は，いずれも 1 分子のままでは細胞骨格として機能し得ないため，互いに重合し，まず 2 量体が形成される（これをヘテロダイマーと呼ぶ）[1]．その後，ヘテロダイマー同士が重合し 4 量体が形成され，それらが 8 個重合すると最終的に 32 量体が形成され（図 2），太さ 10 nm の中間径線維となり，これがケラチノサイトの細胞骨格として機能する[1]．そして興味深いことに，患者で同定される *KRT1* または *KRT10* のミスセンス変異のほとんどは，1A ドメインや 2B ドメインという，ケラチンの重合に重要な部位にアミノ酸置換を生じさせる[1]．これらのことを理解すると，*KRT1* または *KRT10* のヘテロ接合性のミスセンス変異が存在する場合，正常なヘテロダイマー，4 量体，32 量体が形成される確率はそれぞれ 0.5，0.25，$(0.25)^8$ となり，完全に正常な細胞骨格が形成される確率がほぼゼロ（0.25 の 8 乗は 0.00001526）

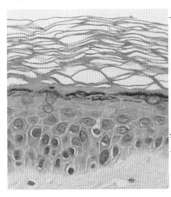

有棘層～角層 → ケラチン1
ケラチン10
掌蹠ではケラチン9

基底層 → ケラチン5
ケラチン14

ケラチン1とケラチン10はヘテロダイマーを経て最終的に32量体を形成。
中間径線維となり細胞骨格を形成する。

＊中間径線維とは太さ10nmの線維のこと。ケラチンの他に、ビメンチンやデスミン
などがある。

図 1. 表皮とケラチン

ヘテロダイマー ➡	4量体 ➡	32量体
ケラチン1とケラチン10		
正常　0.5	0.25	$(0.25)^8$
異常　0.5	0.75	$1-(0.25)^8$

KRT1 にヘテロ接合性のミスセンス変異があると,
完全に正常な32量体はほぼ全く産生されない

図 2. *KRT1* にヘテロ接合性のミスセンス変異
がある場合に正常なヘテロダイマー, 4量体,
32量体ができる確率

であること, すなわち表皮の脆弱性を本態とする本疾患を発症することが容易に理解できる(図2). このように, 遺伝子の変異産物が正常産物よりもドミナント(優勢)に働いて正常産物の機能を阻害することをドミナントネガティブ効果と呼ぶが[3], これは優性(顕性)遺伝性疾患の代表的な発症メカニズムである. 常染色体優性(顕性)遺伝する表皮融解性魚鱗癬は, このドミナントネガティブ効果を理解するのに最適な疾患の1つといえる.

一方, 表皮融解性魚鱗癬は, 稀に常染色体劣性(潜性)遺伝することがある[2]. この場合, 患者は *KRT10* にミスセンス変異ではなく, 早期終止コドンを生じる変異(ナンセンス変異やフレームシフト変異など)を持つ. 早期終止コドンを持つ *KRT10* の mRNA は nonsense-mediated mRNA decay によって大部分が分解されること, および, 変異 mRNA からは完全長のケラチン10が産生さ

れないことから, 早期終止コドンを生じる変異が biallelic に存在すると, 有棘層以降のケラチノサイトにおいて, 正常な細胞骨格が形成されず本症を発症することが理解できる.

このように, 1つの疾患の遺伝形式が常染色体優性(顕性)にも常染色体劣性(潜性)にもなり得ると聞くと初学者は戸惑うかもしれないが, 複雑に考える必要は全くなく, 表皮融解性魚鱗癬では常染色体優性(顕性), 常染色体劣性(潜性)のいずれの場合でも正常なケラチン細胞骨格がほとんど産生されない点で共通していることさえ理解できれば, その戸惑いは容易に解消されるはずである.

本症は, 常染色体優性(顕性)の場合でも孤発例が多いため, 明らかな家族歴がないことも多い. また, そのような症例のなかには, 両親のいずれかが *KRT1* または *KRT10* に変異を持つ表皮母斑を有していることがある[4]. 表皮母斑はモザイク疾患であり, 患者のすべての細胞に *KRT1* または *KRT10* の変異が存在しているわけではないが, 生殖細胞に同変異が存在していると, 表皮融解性魚鱗癬の児が生まれる可能性がある[4]ことを認識しておく必要がある.

2. 症　状

a) 臨床像:所見のとりかたを理解しよう

表皮融解性魚鱗癬の患者を診察すると, ときに牡蠣殻状とも形容される厚い鱗屑と全身皮膚の潮

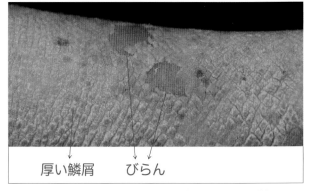

厚い鱗屑　　びらん

図 3．表皮融解性魚鱗癬の本態は表皮の脆弱性

紅がまず目に飛び込んでくる（図 3）．しかし，これらの症状はほかの先天性魚鱗癬でもみられる症状であり，診断的価値は低い．「1. 病態」の項で解説したとおり，本症の本態はケラチノサイトの細胞骨格の脆弱性，すなわち表皮の脆弱性であるので，まず行うべきは，びらんや水疱の有無を確認することである（図 3）．表皮の脆弱性を主病態とする魚鱗癬は表皮融解性魚鱗癬（とその類縁疾患である表在性表皮融解性魚鱗癬）のみであるため，先天性魚鱗癬の患者にびらんや水疱を容易に形成するエピソードがあれば，本症の可能性が極めて高い．

　びらんや水疱の次に目を向けるべきは，掌蹠である．なぜなら，掌蹠の診察は *KRT1* または *KRT10* のどちらに病因変異が存在するかを判断する手がかりになるからである．掌蹠に黄色調の強い過角化を認めれば *KRT1* に変異を認める可能性が高く，認めなければ *KRT10* に変異があると判断できる（図 3）．これは，掌蹠以外の皮膚では有棘層以降のケラチノサイトの細胞骨格がケラチン 1 とケラチン 10 で構成されているのに対し，掌蹠では主にケラチン 1 とケラチン 9 で構成されていることを反映している[1]．ときに *KRT10* に変異を持つ本症の患者が掌蹠の過角化を呈することがあるが，おそらく掌蹠におけるケラチン 10 の発現量に個体差があることを反映しているものと推測される．

　びらん，水疱，掌蹠の過角化を確認し終わるころには，表皮融解性魚鱗癬の臨床診断がついているものと思われるが，さらにその診断の確からしさを高めるために，間擦部（関節屈曲部）に特に強くみられる過角化や，独特の臭気の存在を確認する．さらに，本症に特有の症状ではないが，瘙痒や疼痛，関節拘縮（特に指趾），無汗症（それに伴う熱中症も含む）は患者の QOL に直結する症状であるため，それらの有無を把握する．表皮融解性魚鱗癬は国が定める指定難病の 1 つであるので，申請に必要な事項を診察前に整理しておき，漏らさず診療録に記載するよう努めていただきたい．

b）病理像：顆粒変性を理解しよう

　表皮融解性魚鱗癬でみられる病理像の基本は，なんといっても顆粒変性である（図 4）．顆粒変性は，有棘層以降のケラチノサイトの細胞質の空胞化と，ケラトヒアリン顆粒の粗大化で特徴づけられる病理所見である．前者は，ここまで解説してきたとおり，*KRT1* または *KRT10* の変異により細胞骨格が脆弱になることによって生じる変化であるため，理解することが容易である．一方で，後者を理解するのが難しいと感じる読者は多いのではなかろうか．

　KRT1 または *KRT10* の変異により発症する本症で，プロフィラグリンを主な構成成分とするケラトヒアリン顆粒の形態に変化が出る理由を理解するためには，ケラトヒアリン顆粒の形成過程の理解が必須である．最近，Fuchs らは，ケラトヒアリン顆粒は液液相分離（liquid-liquid phase separation）により形成されることを解明した[5]．すなわち，ケラトヒアリン顆粒同士は近接すると融合する性質を持つが，正常のケラチノサイトではケラチン細胞骨格によってケラトヒアリン顆粒同士が物理的に遮断されているためにケラトヒアリン顆粒の極端な大型化が防がれていることが明らかになった（誌面の都合上，説明を簡略化しているので，詳細は原著[5]を参照されたい）．このことから考えると，表皮融解性魚鱗癬では，ケラチン細胞骨格の形成不全があるためにケラトヒアリン顆粒同士の融合を防ぐことができずに顆粒の粗大化が起きていることが推測できる．

　顆粒変性は，先天性魚鱗癬では表皮融解性魚鱗

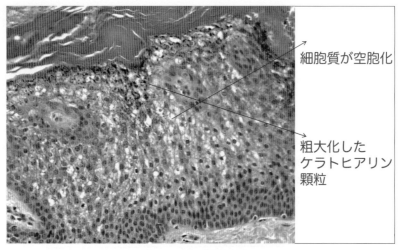

細胞質が空胞化

粗大化した
ケラトヒアリン
顆粒

図 4. これが顆粒変性！

癖と表在性表皮融解性魚鱗癖にのみ認められる病理所見であり，極めて重要である．病態と紐づけて，病理像をぜひ正しく理解していただきたい．

Ichthyosis with confetti

1．病　態

常染色体優性（顕性）遺伝性の表皮融解性魚鱗癖と同様に，*KRT1* または *KRT10* のヘテロ接合性の遺伝子変異により発症する疾患であるが，最大の違いは遺伝子変異の種類である[6)~8)]．表皮融解性魚鱗癖ではミスセンス変異が同定されるが，ichthyosis with confetti ではケラチン 1 またはケラチン 10 の C 末端側にフレームシフトを引き起こす変異（フレームシフト変異またはスプライスサイト変異）が同定される[6)~8)]．フレームシフトの結果，タンパク質のアミノ酸配列が C 末端側で大きく変化し，多くの場合，アルギニン残基に富む変異タンパク質が産生される[6)8)9)]．このアルギニン残基が核移行シグナルとなり，変異タンパク質が核内に局在しやすくなることが病態と関連している可能性があるが，発症機序の詳細は解明されていない．

2．症　状

a）臨床像：正常化皮膚領域を探そう

まず重要な点は，*KRT1* と *KRT10* のどちらの遺伝子変異が病因であるかによって，重症度が異なることである[8)]．理由は不明だが，後者のほうが

前者よりも重症であることが報告されている[6)~8)]．*KRT1* 変異による場合，皮膚の潮紅や鱗屑，掌蹠角化症，乏汗症を認めるが，*KRT10* 変異による場合，皮膚の潮紅や鱗屑がより高度に認められ，さらに低身長や低体重，眼瞼外反，口唇突出，耳介変形，乳頭低形成，関節拘縮，運動障害，歩行障害，多毛を伴うことが多い[8)]．そして本疾患の最大の臨床的特徴は，その病名のとおり，潮紅した皮膚の上に紙吹雪（confetti）を散らしたように白色ないしは緑褐色の正常化皮膚領域が多発することである（図5）[6)~8)]．興味深いことに，*KRT10* 変異のほうが *KRT1* 変異による場合よりも，より多くの正常化皮膚領域を，より低年齢から生じることが知られている[6)~9)]．正常化皮膚領域は，*KRT10* 変異による場合は幼少期から生じ，数百~数千個以上，*KRT1* 変異による場合は 20 代以降に生じ，数十~数百個，散在する[6)~9)]．ひとつひとつの正常化皮膚領域の大きさは，いずれの場合もほとんどが 1 cm 以下であるが[8)]，*KRT10* 変異による場合にはそれよりも大きな正常化皮膚領域も報告されている[6)]．正常化皮膚領域は，ロリクリン角皮症や KID 症候群，毛孔性紅色粃糠疹 5 型といった他の遺伝性角化症でも報告されており[10)~12)]，本症に特異的な所見ではないことに注意する．なお，表皮融解性魚鱗癖とは異なり，表皮の脆弱性，すなわち，びらんや水疱は認めないか，あっても軽度である．

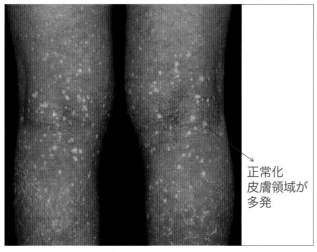

正常化
皮膚領域が
多発

図 5. *KRT1* 変異による ichthyosis with confetti
（文献 9 より引用）

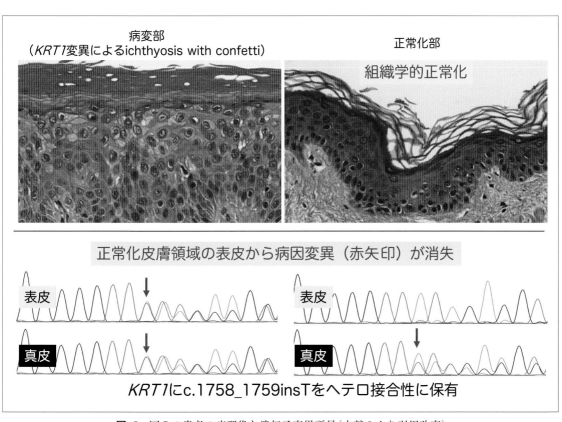

病変部
（*KRT1*変異によるichthyosis with confetti）

正常化部

組織学的正常化

正常化皮膚領域の表皮から病因変異（赤矢印）が消失

表皮

真皮

表皮

真皮

*KRT1*にc.1758_1759insTをヘテロ接合性に保有

図 6. 図 5 の患者の病理像と遺伝子変異所見（文献 9 より引用改変）

b）病理像：顆粒変性はみられない

　臨床像と同様に，*KRT1* と *KRT10* のどちらの遺伝子変異が病因であるかによって，病理像も異なる[8]．前者では，過角化と粗大なケラトヒアリン顆粒，表皮肥厚を認め，錯角化はないか軽度である[8]．一方，後者では，錯角化を伴う過角化と顆粒層の菲薄化，表皮肥厚，ケラチノサイトの核周囲の空胞形成を認める（図 6）[8]．両者ともに，正常化皮膚領域では，これらの所見が消失し，組織学的に正常化している（図 6）[6)~9)]．正常化皮膚領域では，ときに basal melanosis や組織学的色素失調を認め，これが緑褐色の色調形成に関与す

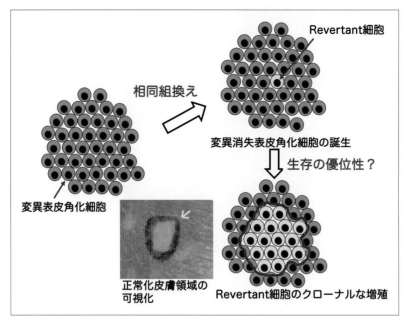

図 7. Revertant mosaicism のメカニズム（文献 8 より引用改変）

る[13]．なお，両者ともにケラチノサイトの細胞質の染色性が正常とは異なってみえることがあり，ケラチン細胞骨格の異常を疑わせるが，表皮融解性魚鱗癬でみられるような顆粒変性はみられない．

c）Revertant mosaicism：その機序は体細胞組換えである

Ichthyosis with confetti でみられる正常化皮膚領域は，臨床的にも組織学的にも正常化しているが，それらの部位から皮膚を採取し，表皮と真皮に分けて DNA を抽出し遺伝子解析を行うと，真皮には病因変異を認めるのに対し，表皮には病因変異を認めない（図 6）[6)～9)13)]．すなわち，驚くことに，表皮のケラチノサイトから病因変異が消失しているのである．このように，1 人の患者の中に，病因変異を持つ細胞と病因変異を失った細胞が混在する現象は revertant mosaicism と呼ばれ（図 7）[8)14)]，この現象は，魚鱗癬や表皮水疱症といった皮膚疾患や先天性免疫不全症などの血液疾患を中心に，これまで約 50 個の疾患で報告されている[8)]．興味深いことに，ichthyosis with confetti でみられる正常化皮膚領域は少なくとも数年間以上持続するので，表皮幹細胞レベルで病因変異が消失していることが予想される[8)]．正常化皮膚領域がほとんどの場合 1 cm 以上に育たないのは，1 つ

の表皮幹細胞が支配する皮膚領域の大きさを反映しているのかもしれない．病因変異消失のメカニズムは，そのほとんどあるいはすべてが体細胞レベルでの相同組換え（体細胞組換え）と考えられており[6)～9)13)]，高密度一塩基多型解析により検出可能である．1 人の患者の複数の正常化皮膚領域を解析すると，それぞれの領域ごとに相同組換えの開始点が異なることがわかり[6)～9)13)]，ichthyosis with confetti でみられる正常化皮膚領域は発生段階の早期に生じた「単なるモザイク」ではなく，異時性に正常化細胞が生じた結果であることが理解できる．

おわりに

以上，表皮融解性魚鱗癬と ichthyosis with confetti について概説した．本稿は，読者の多くが魚鱗癬の初学者であることを想定して執筆したため，意図的に内容を簡略化した部分があることをご容赦いただければ幸いである．今後の研究により，① 同じ原因遺伝子（*KRT1*，*KRT10*）から表皮融解性魚鱗癬と ichthyosis with confetti という 2 つの異なる疾患が発症するのはなぜか，② revertant mosaicism が ichthyosis with confetti ではみられるが，表皮融解性魚鱗癬ではみられな

い理由は何か，③ichthyosis with confetti が *KRT1* 変異よりも *KRT10* 変異により発症する場合により重症になり，しかも revertant spot がより多くみられるのはなぜか，④ichthyosis with confetti で体細胞組換えによる自然治癒現象がみられる機序は何か，といった点が解明されれば，現時点で有効な治療法が存在しない両疾患の病態理解がさらに進み，新規治療法の開発につながることが期待される．

文　献

1) Haines RL, Lane EB：Keratin and diseases at a glance. *J Cell Sci*, **125**(17)：3923-3928, 2012.
2) Oji V, Tadini G, Akiyama M, et al：Revised nomenclature and classification of inherited ichthyoses：Results of the First Ichthyosis Consensus Conference in Sorèze 2009. *J Am Acad Dermatol*, **63**(4)：607-641, 2010.
3) McLean WHI, Moore CBT：Keratin disorders：from gene to therapy. *Hum Mol Genet*, **20**(R2)：R189-R197, 2011.
4) Kono M, Suga Y, Akashi T, et al：A Child with Epidermolytic Ichthyosis from a Parent with Epidermolytic Nevus：Risk Evaluation of Transmission from Mosaic to Germline. *J Invest Dermatol*, **137**(9)：2024-2026, 2017.
5) Quiroz FG, Fiore VF, Levorse J, et al：Liquid-liquid phase separation drives skin barrier formation. *Science*, **367**(6483)：eaax9554, 2020.
6) Choate KA, Lu Y, Zhou J, et al：Mitotic recombination in patients with ichthyosis causes reversion of dominant mutations in KRT10. *Science*, **330**(6000)：94-97, 2010.
7) Choate KA, Lu Y, Zhou J, et al：Frequent somatic reversion of *KRT1* mutations in ichthyosis with confetti. *J Clin Invest*, **125**(4)：1703-1707, 2015.
8) Nomura T：Recombination-induced revertant mosaicism in ichthyosis with confetti and loricrin keratoderma. *J Dermatol Sci*, **97**(2)：94-100, 2020.
9) Suzuki S, Nomura T, Miyauchi T, et al：Revertant Mosaicism in Ichthyosis with Confetti Caused by a Frameshift Mutation in KRT1. *J Invest Dermatol*, **136**(10)：2093-2095, 2016.
10) Suzuki S, Nomura T, Miyauchi T, et al：Somatic recombination underlies frequent revertant mosaicism in loricrin keratoderma. *Life Sci Alliance*, **2**(1)：e201800284, 2019.
11) Gudmundsson S, Wilbe M, Ekvall S, et al：Revertant mosaicism repairs skin lesions in a patient with keratitis-ichthyosis deafness syndrome by second-site mutations in connexin 26. *Hum Mol Genet*, **26**(6)：1070-1077, 2017.
12) Miyauchi T, Suzuki S, Takeda M, et al：Altered replication stress response due to *CARD14* mutations promotes recombination-induced revertant mosaicism. *Am J Hum Genet*, **108**(6)：1026-1039, 2021.
13) Nomura T, Suzuki S, Miyauchi T, et al：Chromosomal inversions as a hidden disease-modifying factor for somatic recombination phenotypes. *JCI Insight*, **3**(6)：e97595, 2018.
14) Jonkman MF, Scheffer H, Stulp R, et al：Revertant mosaicism in epidermolysis bullosa caused by mitotic gene conversion. *Cell*, **88**(4)：543-551, 1997.

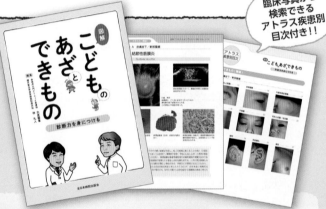

MB Derma, 312：17-21, 2021.

◆特集／角化症診療マニュアル

先天性魚鱗癬様紅皮症と症候性魚鱗癬

武市拓也*

Key words：先天性魚鱗癬様紅皮症(congenital ichthyosiform erythroderma)，Sjögren-Larsson 症候群(Sjögren-Larsson syndrome)，KID 症候群(keratitis-ichthyosis-deafness syndrome)，Dorfman-Chanarin 症候群(Dorfman-Chanarin syndrome)，Conradi-Hünermann-Happle 症候群(Conradi-Hünermann-Happle syndrome)

Abstract 先天性魚鱗癬は，皮膚以外の臓器症状を伴わない非症候性魚鱗癬と，他臓器症状を伴う症候性魚鱗癬に大別される．非症候性魚鱗癬は，日常診療でも出会うことの多い尋常性魚鱗癬，X 連鎖性魚鱗癬をはじめ，稀な病型である先天性魚鱗癬様紅皮症や，最重症型の先天性魚鱗癬である道化師様魚鱗癬などが含まれる．症候性魚鱗癬とは，皮膚以外の臓器障害を伴う先天性魚鱗癬の総称である．本稿では，非症候性魚鱗癬のなかから先天性魚鱗癬様紅皮症，症候性魚鱗癬からは Sjögren-Larsson 症候群，KID 症候群，Dorfman-Chanarin 症候群，Conradi-Hünermann-Happle 症候群について，最近の知見を交えて概説する．

先天性魚鱗癬様紅皮症

重症型魚鱗癬の多くの症例が含まれる常染色体劣性先天性魚鱗癬(autosomal recessive congenital ichthyosis；ARCI)は，主な病型として，道化師様魚鱗癬，先天性魚鱗癬様紅皮症(congenital ichthyosiform erythroderma；CIE)と葉状魚鱗癬の3種に分けられる[1]．ARCI の原因遺伝子は，これまでに12種類以上が報告されている[2]．道化師様魚鱗癬は鎧状，葉状魚鱗癬は板状やプレート状と表現される鱗屑が特徴である．CIE は，典型的には全身の皮膚の潮紅および白色から明るい灰色の細かい鱗屑を広範に認める疾患である(図1，2)．

CIE の患者は，生涯にわたって皮疹，瘙痒や掌蹠の亀裂による疼痛に悩まされるが，いまだに有効な治療法は確立されていない．病変部の皮膚生検では，角質増殖と尋常性乾癬にも類似した表皮肥厚があり，不全角化がみられることもある．そ

の特徴的な皮疹から臨床診断できる場合もあるが，鑑別診断として，尋常性魚鱗癬，X 連鎖性魚鱗癬，表皮融解性魚鱗癬，毛孔性紅色粃糠疹，表皮水疱症などが挙げられる．確定診断のためには病因遺伝子を同定するための遺伝学的検査が有用であり，遺伝学的検査は鑑別疾患を除外することにもつながる．また原因遺伝子を同定することにより，皮疹の重症度など，その後の臨床経過が予測可能となる．

根治療法は確立されていないが，近年では，エトレチナートをはじめとしたレチノイド以外にも，炎症性角化症の治療に用いられている生物学的製剤が，CIE の一部の症例に有効であったという報告が増えてきている[3]．さらに，米国では生物学的製剤による CIE の治験が進められている．

Sjögren-Larsson 症候群

Sjögren-Larsson 症候群(SLS，MIM＃270200)は，先天性魚鱗癬，精神遅滞，および痙性の両側または四肢麻痺を特徴とする，常染色体劣性(潜性)遺伝性疾患である．これら3主徴以外には，網

* Takuya TAKEICHI，〒466-8550 名古屋市昭和区鶴舞町65 名古屋大学大学院医学系研究科皮膚科学分野，講師

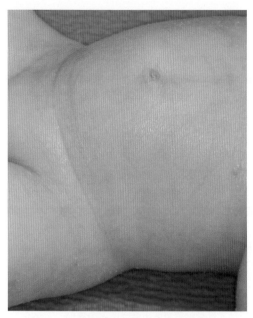

図 1. CIE 患者(8 か月, 女児)の腹部に
みられる細かい白色の鱗屑

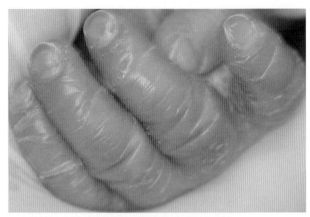

図 2. CIE 患者(8 か月, 女児)の左手指背にある,
光沢を伴う過角化と白色鱗屑の付着

膜の黄色/白色病変, 瘙痒症, 羞明, 異常な髄鞘形成, 早産, てんかんなどが報告されている. 1996 年, De Laurenzi らが, fatty aldehyde dehydrogenase(FALDH)遺伝子(*ALDH3A2*)変異が SLS の病因であると報告した[4]. SLS の発症頻度には国や地域によってばらつきがあり, スウェーデン, 西ヨーロッパ, ブラジル, イスラエルでは, それぞれ独立した *ALDH3A2* の創始者変異があり, 多くの SLS 患者が報告されている[5]. これまでに, およそ130 種類の変異が世界中で報告されている. 上述のように, SLS の表現型スペクトルが広いため, 現在までに明確な遺伝子型/表現型相関は確立されていない.

FALDH は, 有毒な脂肪アルデヒドを脂肪酸に変換することにより脂肪アルデヒドの蓄積を防ぐ. 脂肪アルデヒドの蓄積は, タンパク質や脂質などの高分子の遊離アミノ基とのシッフ塩基付加物の形成につながり, それらの生化学的機能を阻害する[5]. 皮膚症状には, 経口レチノイドや尿素含有クリームなどの様々な局所外用薬が使用される. 痙性麻痺は, 外科的加療, ボツリヌス毒素注射および経口または髄腔内バクロフェン療法などで治療される[5].

KID 症候群

Keratitis-ichthyosis-deafness(KID)症候群は, 血管新生性角膜炎, 先天性魚鱗癬および先天性難聴を特徴とする疾患である[6]. KID 症候群は常染色体優性(顕性)遺伝形式をとるが, 新生突然変異による孤発例も多くみられる. ヘテロ接合性のアミノ酸置換を持つ変異型のコネキシン 26(*GJB2* にコードされる)は, 優性阻害効果や, ギャップ結合の機能障害を引き起こす[6].

KID 症候群の患者は出生時に紅皮症を呈するが, 徐々に皮膚の炎症は落ち着き, 紅斑を覆う角質増殖性局面へと移行する(図 3, 4). 成長するにつれて, 顔面, 肘, 膝, 掌蹠を含む全身の皮膚に, 境界明瞭で疣贅状の角質増殖性局面を伴う魚鱗癬を示す. 著明な瘢痕性脱毛症を伴う, より重度でびまん性の皮膚病変を有する症例も報告されている. このように, KID 症候群の臨床症状には表現型異質性がある. また, 白色爪, 爪異栄養症を示すこともある. その他の皮膚合併症として, 細菌感染および慢性粘膜皮膚カンジダ症, 皮膚腫瘍, 特に外毛根鞘腫瘍や扁平上皮癌が報告されている[7]. KID 症候群のモザイク症例も報告されている.

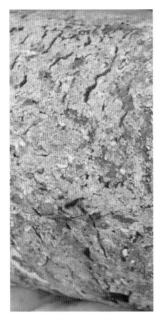

図 3. KID 症候群患者(6 か月, 女児)の
背部に付着する厚い鱗屑と亀裂

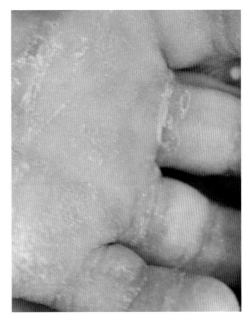

図 4. KID 症候群患者(6 か月, 女児)の
左手掌の掌蹠角化症

眼症状は, 眉毛/睫毛の喪失, 眼瞼の肥厚と角化, 睫毛乱生, 角膜上皮欠損などの報告がある. 血管新生性角膜炎は, 羞明から始まって視力低下をきたし, 完全な失明に進行する症例もある. 先天性難聴は感音性難聴で, 通常は両側性だが, 重症度には表現型異質性が報告されている.

KID 症候群は, 皮膚所見, 眼症状, 聴覚障害の特徴的な症状の組み合わせから臨床診断できる場合もあるが, 確定診断には *GJB2* の遺伝学的検査が有用である. 鑑別診断としては, 先天性難聴, 掌蹠角化症, 指趾の絞窄・断裂を特徴とするVohwinkel 症候群などが挙げられる. 近年, 常染色体劣性(潜性)遺伝形式をとる KID 症候群も報告されているが[8], まだ詳細な病態メカニズムは解明されておらず, 難聴が遅発性であること, 低身長, 発達障害等を伴うなど, *GJB2* 変異によるKID 症候群とは臨床的な相違がある.

KID 症候群の長期的な予後は, 主症状の程度と重症度, および感染症や悪性腫瘍などの二次的な合併症の有無に大きく依存する. KID 症候群における口腔内カンジダ症の治療では, 経口フルコナゾールによる良好な経過が報告されている. 角膜血管新生の悪化の可能性も報告があるが, 経口レチノイドは皮膚の角質増殖を軽減し, 腫瘍形成の

リスクを軽減する可能性がある. シクロスポリンの局所投与が進行性血管新生性角膜炎に有効であるという報告もある.

Dorfman-Chanarin 症候群

Dorfman-Chanarin症候群(DCS, MIM#275630)は稀な常染色体劣性(潜性)遺伝性疾患で, ほぼすべての症例で中等度～重度の CIE がみられる(図5, 6). 皮膚以外の臓器障害として, 脂肪肝による肝障害, ミオパチー, 難聴, 白内障, 精神発達障害などがみられることがある. 2001 年以降, α/β hydrolase domain-containing 5(ABHD5)をコードする *ABHD5* の変異が, DCS の患者で 40個以上発見されている. ABHD5 は, 細胞内脂肪分解において非常に重要な, 脂肪トリグリセリドリパーゼ(ATGL)を活性化する[9]. *ABHD5* 変異は, ATGL 酵素の完全または部分的な不活性化をもたらし, 脂肪および非脂肪組織の細胞内貯蔵トリアシルグリセロールからの脂肪酸の放出を可能にする[9]. その結果, トリアシルグリセロールを含む細胞質内脂肪滴の蓄積を引き起こす. この脂肪滴は, Jordan が DCS 患者の末梢血塗抹標本にみられる白血球中の脂質を含む空胞を観察したもので(Jordan's anomaly), 白血球, 肝細胞, 腸粘

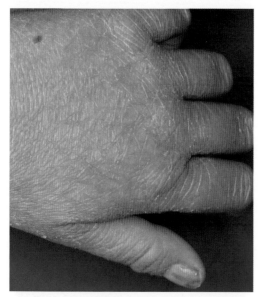

図 5. DCS 患者(9 歳,女児)の左手背に
みられる過角化と白色の鱗屑

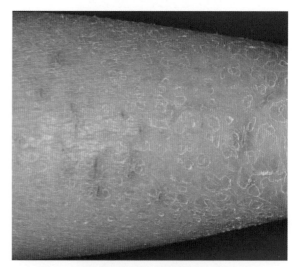

図 6. DCS 患者(9 歳,女児)の右下腿後面の
大小の淡褐色鱗屑と搔破痕

膜細胞,皮膚線維芽細胞など,様々な細胞で観察
される.この Jordan's anomaly と CIE は,DCS の
診断に用いられる特徴的な 2 つの臨床所見である.

　ほとんどの症例は *ABHD5* のトランケーション
変異を伴い,これまでのところ,DCS における遺
伝子型と表現型の相関関係は明らかにされていな
い.皮膚以外の臓器障害が遅発性に発生する DCS
症例の報告もあるため,たとえ小児期に表現型が
軽度であっても,全身症状の精査を含めた慎重な
フォローが推奨される.

　DCS の患者には,炭水化物と中鎖脂肪酸を多く
含む食事と,ウルソデオキシコール酸の内服が効
果的であるとの複数の報告がある[9].ウルソデオ
キシコール酸は,肝機能障害に対して抗炎症作
用,免疫調節作用,抗アポトーシス作用など,い
くつかの異なる作用機序を有する.肝機能障害が
進行すると肝硬変をきたし,肝移植が行われるほ
どの重症例もある.また,重度の CIE に対して
は,アシトレチンなどの経口レチノイドが投与さ
れる.局所外用薬では,尿素クリームをはじめと
した保湿剤が効果的である.

Conradi-Hünermann-Happle 症候群

　Conradi-Hünermann-Happle 症候群(CHH,点
状軟骨異形成症 2 型とも呼ばれる,MIM＃302960)

は,皮膚萎縮を伴う CIE,軟骨内骨形成の点状石
灰化,点状軟骨異形成症,低身長,非対称性の骨
短縮,白内障を特徴とする稀な X 連鎖性疾患であ
る.CHH は通常,女性患者に限定され,男性の場
合はほとんど胎内死亡するが,男性患児も何例か
報告されている[10].CHH は,エモパミル結合タン
パク質(EBP)をコードする *EBP* の変異による,
酵素の機能障害によって引き起こされる[10].現在
までに,およそ 100 種類の *EBP* 変異が報告され
ている.EBP はコレステロール合成経路における
重要な酵素の 1 つで,8-Dehydrocholesterol から
7-Dehydrocholesterol への変換を含めて,3 つの
主要なステップを触媒する[10].そのため,EBP の
欠乏はコレステロール生合成経路の阻害につなが
り,*EBP* に変異を有する CHH 患者では,通常で
はみられない 8-Dehydrocholesterol が検出され
るようになる.

おわりに

　本稿では,非症候性魚鱗癬のなかから CIE,症
候性魚鱗癬からは Sjögren-Larsson 症候群,KID
症候群,Dorfman-Chanarin 症候群,Conradi-
Hünermann-Happle 症候群について,最近の知見
を交えて紹介した.今後,さらに遺伝学的検査が
普及し,多くの魚鱗癬症例の臨床情報が蓄積され

ることで，遺伝子型/表現型相関や生物学的製剤
による治療成績など，さらなる知見の報告が期待
される．

文　献

1) Takeichi T, Akiyama M：Inherited ichthyosis：Non-syndromic forms(Review). *J Dermatol*, **43**：242-251, 2016.

2) Takeichi T, Hirabayashi T, Miyasaka Y, et al：SDR9C7 catalyzes critical dehydrogenation of acylceramides for skin barrier formation. *J Clin Invest*, **130**：890-903, 2020.

3) Paller AS：Profiling Immune Expression to Consider Repurposing Therapeutics for the Ichthyoses(Review). *J Invest Dermatol*, **139**：535-540, 2019.

4) De Laurenzi V, Rogers GR, Hamrock DJ, et al：Sjögren-Larsson syndrome is caused by mutations in the fatty aldehyde dehydrogenase gene. *Nat Genet*, **12**：52-57, 1996.

5) Weustenfeld M, Eidelpes R, Schmuth M, et al：Genotype and phenotype variability in Sjögren-Larsson Syndrome. *Hum Mutat*, **40**：177-186, 2019.

6) Richard G, Rouan F, Willoughby CE, et al：Missense mutations in GJB2 encoding connexin-26 cause the ectodermal dysplasia keratitis-ichthyosis-deafness syndrome. *Am J Hum Genet*, **70**：1341-1348, 2002.

7) Coggshall K, Farsani T, Ruben B, et al：Keratitis, ichthyosis, and deafness syndrome：a review of infectious and neoplastic complications. *J Am Acad Dermatol*, **69**：127-134, 2013.

8) Gruber R, Rogerson C, Windpassinger C, et al：Autosomal Recessive Keratoderma-Ichthyosis-Deafness(ARKID)Syndrome Is Caused by VPS33B Mutations Affecting Rab Protein Interaction and Collagen Modification. *J Invest Dermatol*, **137**：845-854, 2017.

9) Cakmak E, Bagci G：Chanarin-Dorfman Syndrome：A comprehensive review. *Liver Int*, **41**：905-914, 2021.

10) Takeichi T, Honda A, Okuno Y, et al：Sterol profiles are valuable biomarkers for phenotype expression of Conradi-Hünermann-Happle syndrome with EBP mutations. *Br J Dermatol*, **179**：1186-1188, 2018.

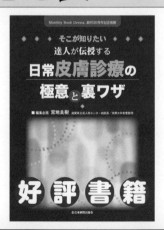

MB Derma, 312：23-29, 2021.

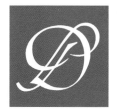

◆特集／角化症診療マニュアル

重症魚鱗癬の治療と対応

加藤 塁* 須賀 康**

Key words：遺伝性角化症(hereditary keratosis)，重症魚鱗癬(severe ichthyosis)，道化師様魚鱗癬(harlequin ichthyosis)，ネザートン症候群(Netherton syndrome)，新生児期治療(neonatal treatment)

Abstract 従来は致死的といわれてきた道化師様魚鱗癬やネザートン症候群といった重症魚鱗癬の新生児の予後は，新生児救急医療の発展により飛躍的に改善されている．本稿では遺伝性魚鱗癬，特に重症魚鱗癬の診療の実際を明らかにするため，① 出生直後〜新生児期の管理，および ② 乳児期以降の外来での治療と対応の2つに分けて言及していきたい．

はじめに

遺伝性角化症は，表皮細胞の分化(角化)過程の異常により，体を保護している角層を上手に形成することができなくなるために，皮膚バリア機能や保湿機能に異常を生じる疾患である．すなわち，皮膚は代償性に体を保護しようとして，生下時・幼小児期から角層細胞の剝脱障害，角化細胞の過増殖などを生じ，臨床的には鱗屑，落屑や角質増殖がみられるようになる．そして，その皮疹の分布から，遺伝性角化症は全身性びまんの ① 遺伝性魚鱗癬，② 掌蹠に限局する遺伝性掌蹠角化症，③ ダリエ病や紅斑角皮症などのその他の角化症に分類されている[1)2)]．既に，遺伝性角化症では診断法や病態生理の理解が大きく進んできているが，日常診療における治療方針には現段階でも大きな進展は得られていない．本症は稀な疾患がほとんどで，長期予後についての報告も少ないため，合併症を含めて，今後も症例の蓄積を行い検討していく必要がある．そこで今回は，「重症魚鱗癬の治療と対応」と題して，重症魚鱗癬患者の治療マネージメントを出生直後〜新生児期と乳児期以降の治療と対応の2つに分けて言及してみたい(表1)．

出生直後〜新生児期における治療と管理(表1-①)

遺伝性魚鱗癬，特に最重症型である道化師様魚鱗癬(harlequin ichthyosis；HI)における新生児期の治療と対応について述べる．

1．レチノイドの全身投与

レチノイドはビタミン A およびその誘導体の総称で，上皮組織の増殖および分化を調節して角層機能を改善する作用がある．本邦では，角化症にはエトレチナート(チガソン®)が投与認可されている．投与量は 1 mg/kg/日の初期投与量で鱗屑は剝脱しやすくなる．その後，投与量を変更しなければ体重増加に伴い自然に体重換算での漸減が行われる．

HI では鎧状の角質増殖がみられ，全身が硬く厚い角質に覆われて出生し，深い亀裂を伴う(図1-a)．早期からのレチノイド投与により，肥厚した角層を用手的に剝離，除去しやすくなり，下顎部，胸部，手指，足趾などの圧迫を解除することが可能となるため，長期生存する症例も増えてきている[3)4)]．

* Rui KATO，〒279-0021 浦安市富岡 2-1-1 順天堂大学浦安病院皮膚科学教室
** Yasushi SUGA，同，教授

表 1. 重症魚鱗癬の治療と対応

① 出生直後〜新生児期	② 乳児期以降
a）レチノイドの全身投与	a）内服療法 　　レチノイド，抗ヒスタミン薬，ステロイド
b）新生児集中治療室における全身状態のモニタリング 　　呼吸，感染・敗血症予防，体温，輸液，栄養	b）外用療法 　　角質増殖や亀裂の制御，炎症の制御，感染の制御
c）保湿と入浴 　　保湿剤，湿度，入浴	c）スキンケア 　　保湿，清潔，うつ熱，その他
d）合併症の管理 　　小児科，眼科，整形外科など	d）他診療科へのコンサルテーション 　　眼科，耳鼻科，整形外科，形成外科など

重症魚鱗癬を診療したときの治療と対応の実際を，① 出生直後〜新生児期と ② 乳児期以降の2つに分けて記載した.

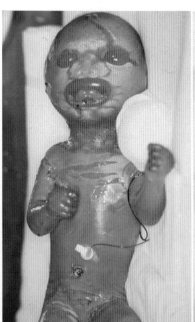
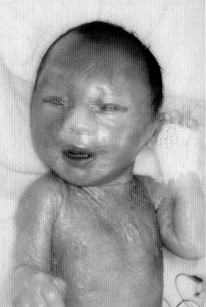
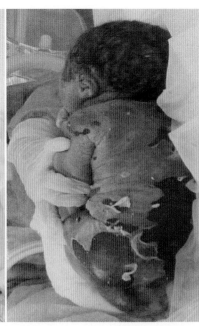
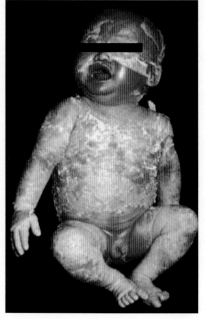

a	b	c
d		

図 1.
出生直後〜新生児期の重症魚鱗癬の臨床所見
　　a：道化師様魚鱗癬
　　b：コロジオン児（葉状魚鱗癬）
　　c：表皮融解性魚鱗癬
　　d：ネザートン症候群

すなわち，HI では生後数日で死亡することが多いが，レチノイド投与を受けた HI 患児群では生存率が83％であったのに対して，レチノイド投与を受けなかった患児群では，生存率が24％であったとの報告がある[5]．しかしながら，一方ではレチノイドの早期投与例であっても重症感染症で死亡した症例も多くみられており，同時に予防的な抗菌薬投与も検討すべきであるとの報告もある[6]．

2．新生児集中治療室(NICU)における全身状態のモニタリング

HI では生下時に生じる呼吸不全が死因となることが多く，遺伝的な肺サーファクタント形成低下の可能性も想定されている[6]．このため，持続陽圧呼吸療法や挿管が必要となることもある．敗血症などの重症感染症で死亡する症例もみられるため，体温や血液検査でモニタリングを行い，予防的な抗菌薬投与を行う[6]．

さらに体温調節の機能不全，脱水や電解質の不均衡を是正するために臍カニューラからの輸液なども行う．重症な口唇外反・突出や下顎角質増殖で自律哺乳が困難な症例では，経鼻胃チューブや経腸栄養なども考慮する[7]．低栄養状態については院内の栄養チームとも相談し，哺乳力が弱い場合には兎口用の哺乳瓶の乳首などを使用することも考える．

なお，表皮融解性魚鱗癬の新生児の NICU 管理においては，皮膚が非常に脆弱であるため，表皮が容易に水疱化して剥離しやすい．ダメージを最小限とするためには，モニターのテープ電極やチューブ固定にも留意する．なるべく，テープを使用しない固定方法を考える必要がある．

3．保湿と入浴

NICU では保育器内で十分な加湿を行う．出生後から1日2回の入念な入浴を行う．入浴時に皮膚刺激を伴うようであれば，入浴には温生食を使用する．バリア機能低下のため経表皮水分蒸散量(transepidermal water loss；TEWL)が上昇しているので[8]，入浴後には TEWL を抑制するためのプロペト® 軟膏やサンホワイト® などを代表とするワセリン系外用薬を保湿剤として使用する[9]．皮疹部への外用は1日2～3回定期的に，また入念に行う．

4．合併症の管理

眼瞼外反を伴う HI や葉状魚鱗癬ではアイケアが大切で(図1-a，b・図2-a)，乾燥性結膜炎などを予防するため，ヒアルロン酸などの保湿成分を含有する点眼薬を使用する．さらに細菌性結膜炎，角膜炎を予防するため，抗菌剤を含有する点眼薬も併用する．

手指・足趾の極度の角質増殖により，過角化性の絞扼輪が生じて，手指・足趾などの虚血や自然脱落がみられることもある(図2-d)[10]．これらを予防するために角質増殖や絞扼を除去するための外科的な手術，減張切開などを行うこともある．

乳児期以降の治療と対応(図2)

新生児期に救命された重症遺伝性魚鱗癬は，外来通院でその後もフォローアップすることになる．HI であっても，出生後4～6週以降には徐々に魚鱗癬様紅皮症の臨床像に移行する[5)11)12]．それ以外の遺伝性魚鱗癬患者においても治療やスキンケアは継続的に行う必要がある．

乳児期～幼少児期は，保護者に日常生活についての様々な対応を覚えてもらう時期である．しかしながら，成人期になってから急にセルフケア能力を身につけるのは難しいため，その後の青年期にかけては様子をみながら徐々にセルフケアができるように指導していく．ここでは乳児期以降の患者に生じる，臨床症状とそれに対する治療，対応について言及する．

1．内服療法
a）レチノイド内服

乳児期以降の遺伝性魚鱗癬においても，全身の皮膚が乾燥および粗糙化して鱗屑，角質増殖を生じる状態となっている[2]．これらの制御のため，レチノイド内服を行う．本剤の内服により，鱗屑を減らして日常生活でスキンケアにかかる時間が短くなる．美容的にも外観が改善する効果があ

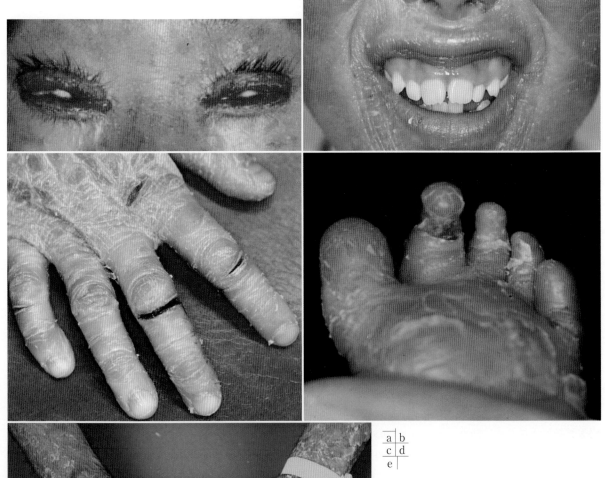

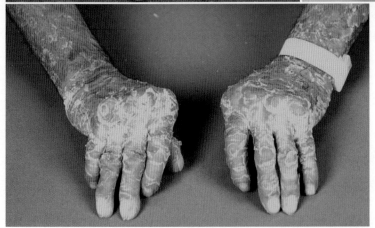

a	b
c	d
e	

図 2. 乳児期以降の重症魚鱗癬の臨床所見
a：眼瞼外反（道化師様魚鱗癬）
b：口唇外反・突出（道化師様魚鱗癬）
c：手指の角質増殖と亀裂（葉状魚鱗癬）
d：足趾の角質増殖による絞扼輪（葉状魚鱗癬）
e：手指の尺側偏位（表皮融解性魚鱗癬）

る[13]．投与量は 0.5 mg/kg/日以下としたほうが，レチノイドの副作用を抑えることができる．ただし，本剤の長期投与を受けた患者では過骨症や骨端の早期閉鎖による成長障害などの副作用も懸念されるので注意が必要である[14]．

一般的に表皮融解性魚鱗癬（図 1-c）では，他の角化異常疾患に比べて比較的少量の維持量（0.3 mg/kg/日程度）でコントロールが可能である[15]．

慎重に症状を観察しながら，投与量を管理していくことが重要である[16].

b）その他

瘙痒対策として抗ヒスタミン薬の内服，二次感染への対応として抗生剤内服を行う．紅皮症，瘙痒などが重症の場合には，一時的なステロイド内服なども検討する．

2．外用療法

a）角質増殖や亀裂の制御

角質増殖や亀裂の制御には尿素やサリチル酸含有の角質溶解剤を使用する．また，表皮の角質増殖を改善する作用がある活性型ビタミン D_3 軟膏，ビタミン A 軟膏（ザーネ® 軟膏 0.5%）などの外用を行う．

尿素軟膏は安全で効果も高いが，搔破や亀裂を生じた部位では刺激感が強いことがある．サリチル酸含有の保湿剤を広範囲に連日外用した場合には，経皮吸収されてサリチル酸中毒の副作用を生じる可能性があるので注意が必要である．ビタミン D_3 軟膏は全身性の Ca 代謝に対する影響のため，高カルシウム血症を生じる可能性もあるため，血中 Ca や腎機能を測定しながら使用する．なお，本邦のビタミン D_3 軟膏で魚鱗癬群，掌蹠角化症の保険適用を有しているのは，マキサカルシトール（オキサロール® 25 μg/g）とタカルシトール（ボンアルファ® 2 μg/g）のみである．

ビタミン A 軟膏と同様に外用レチノイド（アダパレン® ゲル 0.1%）なども有用であるが，本邦では角化症への使用は保険適用外である．海外ではトレチノイン，タザロテンなどの外用レチノイドも使用されている．

亀裂部（図2-c）には，フルドロキシコルチドテープ（ドレニゾン® テープ 4 μg/cm²）や亜鉛華軟膏のシート状外用剤（ボチシート® 20%）による重層法，ワセリン製剤による ODT 療法なども検討する．改善が遅れている場合には皮膚潰瘍治療薬のプロスタグランジン E₁ 製剤（プロスタンジン® 軟膏）の併用も試みる．

b）炎症の制御

紅皮症を合併する魚鱗癬では，炎症を生じて瘙痒感も強いことが多い．保湿剤によるコントロールが困難で症状が強い部位には，毛細血管拡張や二次感染の局所副作用に留意しながらステロイド外用薬を使用する．搔破を予防するために抗ヒスタミン剤，抗アレルギー薬の内服やジフェンヒドラミン外用薬などを併用する．

タクロリムス軟膏も奏効する症例があるが，重症魚鱗癬などに広範囲に外用した場合には血中移行による腎機能障害，高血圧など副作用の可能性がある．特に外用薬剤の経皮吸収が著しく亢進しているネザートン症候群（図1-d）では，添付文書上でも使用禁忌となっている[17].重症アトピー性皮膚炎の合併があるネザートン症候群ではデュピルマブなどの生物学的製剤による治療も検討されている[18].

c）その他

皮膚のバリア機能の低下もあって，細菌やウイルス，真菌などの皮膚感染症にかかりやすい．特に瘙痒が強い場合には，搔破で生じた傷口やびらん，亀裂，水疱形成部位などから容易に細菌感染を生じる．セルフメディケーションとして，また感染予防として，清潔，消毒，予防的な内服・外用抗菌剤での対応を行う．なお，広範囲で感染が皮表から深い場合などには医療機関を受診しての対応が必要である．

3．スキンケア

a）保　湿

遺伝性魚鱗癬では，過角化，鱗屑，落屑などを伴う乾燥症状に対して，一生涯にわたって全身に保湿剤をほぼ毎日継続していく必要がある．このため，外用は混合して使用しやすくしたり，外用時に使用感のよい泡製剤にしたり，スプレーで皮表を冷やしながら使用したり，亀裂部などには密封療法やボチシート® などでの対応も考慮する．市販の保湿剤も近年では様々な工夫がなされており，塗り心地がよいものも多いので，含有されている香料や防腐剤などに留意しながら使用させる

のもよい.

乳児期以降においてもプロペト®軟膏,サンホワイト®や白色ワセリンなどのワセリン製剤を中心に外用するが,白色ワセリンと精製ラノリンをベースとするアズノール®軟膏や,ポリエチレンと流動パラフィンからなるプラスチベース,そして角層細胞間脂質の補助的な役割もあるヘパリン類似物質や,市販のセラミド含有クリームなども併用する.細菌感染を予防するため,毎日の入浴が必要である.

角質増殖や鱗屑の付着が著しい部位には尿素,サリチル酸,乳酸やグリコール酸などのフルーツ酸が配合された保湿剤などを外用する.頭皮の鱗屑,落屑にはヘパリン類似物質やヒアルロン酸などを含有したローション製剤やオリブ油,ツバキ油などの外用を試みる.

b）清 潔

入浴・シャワーは乾燥肌を潤わせるために極めて有用で,簡便な手段である.また,皮表の古い角層に付着した汗や汚れ,細菌,真菌などを除去するため,できれば1日2回の入浴,シャワーを行う.目の細かい垢すりやガーゼタオルなどを用いて,邪魔な鱗屑を除去するが,無理な鱗屑の取り除き方をしないように注意する.

入浴・シャワー後は必要に応じて保湿剤の外用を行う.表皮融解性魚鱗癬などでは独特の臭気を生じるが,石鹸・シャンプーは洗浄力の強いものは避け,低刺激性のものを選択する.使用後にはこれらデタージェントが皮表に残らないように十分すすぐ.保湿作用のある入浴剤を使用するのもよい.

c）うつ熱

全身性に皮疹が生じているため,暑さ,寒さに対する適応が不十分でうつ熱や低体温を生じやすい.このため,室内の適温・適湿を保つことに努める.特に重症の葉状魚鱗癬などの病型では,全身が角質増殖で覆われているために汗をかきにくく,不感蒸散が不十分なために容易にうつ熱し,疲労,頭痛などを生じて行動が制限される.室内ではエアコン,夏季外出時などには,冷たい飲料水の持参,インスタント冷却枕,冷却スプレー,冷えたウエットタオルなどを携帯するとよい.特に幼少期～青年期では,スポーツや屋外活動時においては注意深い観察が必要である.また,体毛や末梢血管の調整などで放熱を防げないため,高温(暑さ)だけでなく,低温(寒さ)にも弱い.

d）その他

落屑が溜まらないように毎日部屋の清掃を行い清潔にする.接触皮膚炎やアトピー性皮膚炎を合併する患者では,明らかなアレルゲンと思われるものは除去・回避する.肌着は皮膚に刺激の少ない木綿が含まれるものを使用して,ナイロン生地はなるべく避けるようにする.爪を短く切り,なるべく引っ掻かないようにする.ニッパー型の爪切りやクレドーなどの使用法を覚えて,ササクレ立ちや過剰な鱗屑,角質増殖をまめに除去して傷口を作らないようにする.

ネザートン症候群や魚鱗癬様紅皮症(図1)では紫外線感受性が高まっており,比較的高率に皮膚悪性腫瘍を合併することが報告されているので[19)20)],日焼け止めなどで適切なサンケアを指導する.

4.他診療科へのコンサルテーション

a）眼 科

眼瞼外反(図1-a,b・図2-a)により兎眼となるため,角膜炎,結膜炎,流涙症などを合併する.

b）耳鼻科

外耳道などに耳垢やデブリが貯留して,聴力低下や外耳炎などの細菌感染症を誘発する.

c）整形外科

手指や足趾に生じる角質増殖や硬直のために,関節の拘縮や可動制限などを生じた場合(図2-d,e)には手術的な除去が必要となる.また,手術しても再燃しやすいので作業療法,理学療法などを併用して運動機能を維持する.

d）形成外科

整容的にハンディキャップとなる眼瞼外反(図2-a),口唇突出(図2-b),外耳介の変形などに対して手術を行う.

あとがき

　本稿では最重症の HI を中心に，治療と対応の実際を出生直後〜新生児期と乳児期以降の２つに分けて述べた．重症の遺伝性魚鱗癬を有して産まれてくる新生児の予後は飛躍的に改善されているが，それ以外の日常診療における治療と対応は，現段階では劇的な変化は得られていない．稀な疾患も多く，長期予後についての報告も少ないため，今後も合併症を含めて症例をさらに蓄積して，患者の QOL を少しでも高くするための角化症診療マニュアルを充実させていくことが大切である[21]（表 1）．

文　献

1) 大塚藤男（著），上野賢一（原著）：角化症．皮膚科学，改訂第 10 版，金芳堂，2016.
2) 清水　宏（著）：魚鱗癬．あたらしい皮膚科学，第 3 版，中山書店，2018.
3) Lawlor F, Peiris S：Harlequin fetus successfully treated with etretinate. *Br J Dermatol*, **112**：585-590, 1985.
4) Shibata A, Ogawa Y, Sugiura K, et al：High survival rate of harlequin ichthyosis in Japan. *J Am Acad Dermatol*, **70**：387-388, 2014.
5) Rajpopat S, Moss C, Mellerio J, et al：Harlequin ichthyosis：a review of clinical and molecular findings in 45 cases. *Arch Dermatol*, **147**：681-686, 2011.
6) 野村　彩，重野和彦，吉村順子ほか：道化師様魚鱗癬の 1 例．皮膚臨床，**62**：331-333，2020.
7) Fischer J：Autosomal recessive congenital ichthyosis. *J Invest Dermatol*, **129**：1319-1421, 2009.
8) Elias PM, Williams ML, Feingold KR：Abnormal barrier function in the pathogenesis of ichthyosis：Therapeutic implications for lipid metabolic disorders. *Clin Dermatol*, **30**：311-322, 2012.
9) Czarnowicki T, Malajian D, Khattri S, et al：Petrolatum：Barrier repair and antimicrobial responses underlying this"inert"moisturizer. *J Allergy Clin Immunol*, **137**：1091-1102, 2016.
10) Glick JB, Craiglow BG, Choate KA, et al：Improved management of harlequin ichthyosis with advances in neonatal intensive care. *Pediatrics*, **139**(1)：e20161003, 2017.
11) Haftek M, Cambazard F, Dhouailly D, et al：A longitudinal study of a harlequin infant presenting clinically as non-bullous congenital ichthyosiform erythroderma. *Br J Dermatol*, **135**：448-453, 1996.
12) Lawlor F, Peiris S：Progress of a harlequin fetus treated with etretinate. *J R Soc Med*, **78**(Suppl 11)：19-20, 1985.
13) 伊勢友加里，根木　治，高森建二ほか：新生児期から経過を観察しえた葉状魚鱗癬の男児例．皮膚病診療，**39**：861-864，2017.
14) Brecher AR, Orlow SJ：Oral retinoid therapy for dermatologic conditions in children and adolescents. *J Am Acad Dermatol*, **49**：171-182, 2003.
15) 田中　栄，青木育子，本田まりこほか：水疱型先天性魚鱗癬様紅皮症の 1 例．臨皮，**40**：897-903，1986.
16) 江川貞恵，田畑伸子，伊藤　健ほか：エトレチナートが著効を示した道化師様魚鱗癬の 1 例．臨皮，**59**：1049-1052，2005.
17) 須賀　康，水野優起：皮膚科セミナリウム第 47 回　角化症 Netherton 症候群．日皮会誌，**119**：301-307，2009.
18) Steuer AB, Cohen DE：Treatment of Netherton syndrome with dupilumab. *JAMA Dermatol*, **156**：350-351, 2020.
19) Natsuga K, Akiyama M, Kato N, et al：Novel ABCA12 mutations identified in two cases of non-bullous congenital ichthyosiform erythroderma associated with multiple skin malignant neoplasia. *J Invest Dermatol*, **127**：2669-2673, 2007.
20) 中野さち子，白山純実，牧之段恵里ほか：道化師様魚鱗癬の兄弟例．臨皮，**63**：356-361，2009.
21) 須賀　康：患者指導を含めた角化症診療の実際について．*Seminaria Dermatologie*, **253**：42-46, 2018.

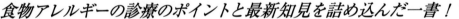

MB Derma, 312：31-38, 2021.

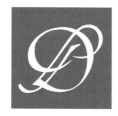

◆特集／角化症診療マニュアル

掌蹠角化症

中野　創[*]

Key words：遺伝性掌蹠角化症（hereditary palmoplantar keratoderma），長島型掌蹠角化症（Nagashima type palmoplantar keratoderma），Bothnia 型掌蹠角化症（Bothnian type palmoplantar keratoderma），Greither 型掌蹠角化症（Greither type palmoplantar keratoderma），Gamborg-Nielsen 型掌蹠角化症（Gamborg-Nielsen type palmoplantar keratoderma），点状掌蹠角化症（punctate palmoplantar keratoderma）

Abstract　遺伝性掌蹠角化症において，近年明らかになった知見を概説した．Thost-Unna 型掌蹠角化症（PPK）の病名は使われなくなる可能性がある．*KRT1* の変異は，掌蹠限局性の Vörner 型 PPK と全身性の表皮融解性魚鱗癬の両方を生じる．長島型 PPK は悪性黒色腫を合併しやすい可能性がある．Bothnia 型掌蹠角化症は水チャンネルタンパクの変異により発症する．Greither 型 PPK の原因遺伝子は Meleda 型 PPK と同じ *SLURP-1* である．点状 PPK では，1A 型の原因遺伝子 *AAGAB* の変異が最も多く報告されている．先天性厚硬爪甲症では，病型間で症状のオーバーラップがある．Papillon-Lefèvre 症候群では，歯牙が残存する症例が増えている．数多くの遺伝性掌蹠角化症の原因遺伝子が明らかになったが，未解決の問題が数多く残っている．

はじめに

　掌蹠角化症（palmoplantar keratoderma；PPK）は，掌蹠の過角化を主症状とする一連の疾患群の総称である．PPK は，遺伝子の変異により先天性に発症する遺伝性 PPK と，それ以外の後天的な要因により発症する後天性 PPK に二分される．これら両者を臨床的に鑑別することは必ずしも容易ではなく，発症年齢，家族歴，既往歴，職業歴，過角化の所見（形態，分布），皮膚外症状の有無，病理組織学的所見などを精細に分析する必要がある．遺伝性 PPK であれば，遺伝子診断で確定診断を得ることが可能であるが，想定された原因遺伝子に必ずしも変異が同定されるとは限らない．一方，ここ 20 年ほどで様々な遺伝性 PPK の原因遺伝子が明らかになっており，旧来の知識の更新が

進んで，確定診断を得られた症例が増加している．本邦においては最近，「掌蹠角化症診療の手引き」が上梓され[1]，遺伝性 PPK は一部の専門家が取り扱う希少性疾患といった扱いから，より多くの皮膚科専門医が対処すべき疾患としての環境が整いつつある．しかし，遺伝子診断を行ってもなお確定診断に至らない PPK も，依然として少なからず存在する．本稿では遺伝性 PPK に関して，近年明らかになった知見にスポットライトを当て，概説する．

遺伝性掌蹠角化症の分類

　遺伝性 PPK は，表皮の過角化が掌蹠に限局しているか，あるいは過角化が掌蹠から連続して指趾背，手背足背に及んでいる，いわゆる transgrediens が認められるか（表 1），また，表皮の過角化のみがみられるのか，あるいは過角化以外の随伴症状があるかどうか（表 2）によって分類するのが理解しやすい．また，潮紅を伴う過角化が掌蹠と

* Hajime NAKANO, 〒036-8563 弘前市大字在府町 5　弘前大学大学院医学研究科皮膚科学講座，准教授

表 1. 掌蹠角化症の分類と原因遺伝子：過角化のみを認めるもの

分　類	病　型	原因遺伝子
1．過角化が掌蹠に限局するもの		
常染色体優性(顕性)遺伝	Vörner 型	*KRT1, KRT9*
	Thost-Unna 型	*KRT1?*
	DSG1 変異による掌蹠角化症	*DSG1*
	限局型	*KRT6C, KRT16, DSG1, TRPV3*
	先天性厚硬爪甲症	*KRT6A, KRT6B, KRT6C, KRT16, KRT17*
	線状掌蹠角化症 1 型	*DSG1*
	線状掌蹠角化症 2 型	*DSP*
	線状掌蹠角化症 3 型	*KRT1*
	点状掌蹠角化症 1A 型 (Buschuke-Fisher-Brauer 型)	*AAGAB*
	点状掌蹠角化症 1B 型	*COL14A1*
	点状掌蹠角化症 2 型(汗孔角化症型)	不明
	点状掌蹠角化症 3 型(acrokeratoelastoidosis)	不明
常染色体劣性(潜性)遺伝	常染色体劣性表皮融解性	不明
2．過角化が掌蹠を越えるもの		
常染色体優性(顕性)遺伝	Bothnia 型	*AQP5*
	Greither 型	*KRT1*
	Sybert 型	不明
常染色体劣性(潜性)遺伝	長島型	*SERPINB7*
	Meleda 病	*SLURP-1*
	Gamborg-Nielsen 型	*SLURP-1*

表 2. 掌蹠角化症の分類と原因遺伝子：過角化以外の随伴症状を認めるもの(掌蹠角化症症候群)

遺伝形式	疾患名	原因遺伝子	掌蹠角化の性状	TG	随伴症状・疾患
AD	Vohwinkel 症候群	*GJB2*	びまん性，蜂巣状角質増殖	あり	指端断節，絞扼輪，星形角化性紅斑，感音性難聴
	魚鱗癬を伴う Vohwinkel 症候群	*LOR*	びまん性，蜂巣状角質増殖	あり	魚鱗癬，指端断節，絞扼輪
	Howel-Evans 症候群	*RHBDF2*	限局性	なし	食道癌，白板症
	Olmsted 症候群	*TRPV3*	びまん性	あり	指端断節，拘縮，口囲角化性紅斑
	Huriez 症候群	*SMARCAD1*	びまん性	あり	四肢末端の硬化性萎縮，有棘細胞癌
	Clouston 症候群	*GJB6*	びまん性	なし	爪甲形成異常，乏毛
	先天性厚硬爪甲症	*KRT6A, KRT6B, KRT6C, KRT16, KRT17*	限局性/びまん性	なし	爪甲肥厚，足底水疱，多発性脂腺嚢腫，口腔粘膜白板症，新生児歯牙
AR	Papillon-Lefèvre 症候群	*CTSC*	びまん性	あり	歯周囲炎，歯牙消失，易感染性
	Richner-Hanhart 症候群	*TAT*	びまん性	なし	羞明，精神発達遅延
	Naxos 病	*JUP*	線状	なし	羊毛状毛髪，拡張型心筋症
	皮膚脆弱症候群	*PKP1*	亀裂を伴うびまん性	不明	全身性脆弱皮膚，乏毛，羊毛状毛髪，爪甲変形，発育遅延
MC	難聴を伴う掌蹠角化症	*MTTS1*	びまん性	なし	神経性難聴

AD：常染色体優性(顕性)遺伝，AR：常染色体劣性(潜性)遺伝，MC：ミトコンドリア遺伝，TG：transgrediens

は非連続的に四肢の中枢側にみられる場合は pro-grediens と呼ばれ，長島型 PPK や Greither 型PPK，Papillon-Lefèvre 症候群などでみられるため，診断的価値が高い．皮膚以外の臓器の随伴症状がみられる PPK は PPK 症候群としてまとめられており，多彩な随伴症状を持つ数多くの疾患が記載され，それらの原因遺伝子のほとんどが同定されている[1]．PPK の診断には病理組織学検査が非常に有用である．過角化皮膚の生検を行い，表皮融解性過角化(epidermolytic hyperkeratosis)であるかどうかを確認することが必須である．過角化病変部の組織に表皮融解が確認できれば，原因遺伝子は *KRT1* あるいは *KRT9* である可能性が高まる．

病型各論

1．Vörner 型 PPK

a）定義，概念

掌蹠に限局したびまん性の過角化を生じ，病理組織学的に顆粒変性を認める PPK である．他臓器の随伴症状を伴わない．

b）遺伝形式

常染色体優性(顕性)遺伝．

c）原因遺伝子

KRT1，*KRT9*．

d）病因，病態

本病型でみられる過角化と臨床的に区別がつかず，病理組織学的に表皮融解がみられない症例は，従来，最初の報告者と独立疾患としての提唱者にちなんで Thost-Unna 型 PPK と称されてきた．しかし，Thost が報告した症例の子孫を調べたところ，表皮融解性過角化が確認され，さらにその後，*KRT9* にアミノ酸置換を生じる遺伝子変異 c.487C＞T，p.R163W が同定された[2]．Vörner が報告した症例の子孫にも *KRT9* にアミノ酸置換を生じる，前者とは異なる遺伝子変異 c.482A＞T，p.N161I が同定されている．つまり，Thost が報告したオリジナルの症例は Vörner 型 PPK であったということになる．このような事実が既に

明らかになっているうえで，表皮融解がみられない掌蹠限局性，かつ，びまん性の PPK を Thost-Unna 型 PPK と呼ぶことには違和感がある．ただし，表皮融解がみられない掌蹠限局性，かつ，びまん性の PPK は紛れもなく存在し，ごく少数ではあるが，*KRT1* に変異が同定された症例が報告されている．これらの症例で同定された変異は c.221A＞T，p.K74I と c.693T＞G，p.F231L であり，それぞれユニークな変異である．*KRT1* は表皮融解性魚鱗癬(epidermolytic ichthyosis，旧称；水疱型先天性魚鱗癬様紅皮症)の原因遺伝子として，数多くの変異が報告されている．本症は，学童期以降では全身性に過角化と潮紅を生じるが，一方，*KRT1* の変異による掌蹠限局性の表皮融解性 PPK も報告されている．同じ *KRT1* の変異で，なぜ全身性あるいは掌蹠限局性と，異なった皮疹の分布を示すのかは明らかになっていない．また，*KRT1* の変異による掌蹠限局性の PPK には，上述のように表皮融解を示さない，いわゆる Thost-Unna 型 PPK と Vörner 型 PPK の両方が存在する点も興味深い．一般的な特徴に当てはまらない症例は報告が非常に少ないため，例外的な所見の病態解明には症例の蓄積が必要である．

e）臨床症状

過角化は出生後，間もなくからみられ，潮紅を伴い，特に過角化局面周囲で潮紅が目立つ．指関節背面や手背に角化性扁平隆起性の局面(knuckle pad-like lesion)を認めることがある．指趾の拘縮，離断がみられた症例の報告がある．また，多汗，足白癬を伴うことがあるが，びまん性の過角化を生じる PPK におおむね共通した所見である．

f）病理学的所見

有棘層の中層から顆粒層にかけて顆粒変性を認める．顆粒変性は，HE 染色ではエオジン好性の細小な凝集物とヘマトキシリン好性の粗大な顆粒を伴う角化細胞の変性として観察される．この顆粒変性を伴う表皮融解性過角化が Vörner 型 PPK の特徴である．エクリン汗腺の過増殖を伴うことがある．

2. 長島型 PPK

a) 定義, 概念

本病型は, 掌蹠の過角化が transgrediens を示すが, 同様の病変分布を示す Meleda 病と比較して, 過角化の程度が軽度にとどまる PPK を Meleda 型として長島が最初に記載した. 三橋らは同様の特徴を有する PPK 症例について臨床所見を詳述し, Meleda 病とは独立した疾患であるとして, 長島型 PPK と呼ぶことを提唱した[3]. 近年, Kubo らは本疾患の原因遺伝子が SERPINB7 であることを決定した[4]. アジア人で最も多くみられる PPK であり, 本邦に 1 万人以上いるとみられ, 人口 1 万人あたり 1.2 人の頻度と報告されている[5]. 一方, 欧米では非常に稀とされる.

b) 遺伝形式

常染色体劣性(潜性)遺伝. 本症において高頻度で検出されるナンセンス変異 c.796C>T(p.R266*)は, 本邦においては, 健常人 89 人あたり 2 人という比較的高頻度でヘテロ接合性に保有されている. したがって, 発症者が健常人との間に児をもうけたときに, その児が発症する可能性が通常の常染色体劣性(潜性)遺伝性疾患よりも高く, その場合, 一見優性(顕性)遺伝性であるかのように観察され, 偽優性(顕性)遺伝(pseudodominat inheritance)と称される. 過去に優性 Meleda 型として報告されている PPK は, おそらく偽優性(顕性)遺伝性を示した長島型 PPK と推測される.

c) 原因遺伝子

SERPINB7. セリンプロテアーゼインヒビターである SERPINB7(serine protease inhibitor B subtype 7)をコードしている.

d) 病因, 病態

SERPINB7 はセリンプロテアーゼ活性を抑制し, セリンプロテアーゼが介在する傷害から細胞を保護している[4]. SERPINB7 は全身の表皮角層および顆粒層で発現しているが, 長島型 PPK では, なぜ過角化病変が掌蹠や肘, 膝に限局して分布しているのかは明らかにされていない. 圧力や摩擦など外的刺激に曝されやすい部位に皮疹が生じることを考えると, これら刺激によって活性化されたセリンプロテアーゼを, 変異を持つ SERPINB7 が抑制できないために細胞に障害が生じて, 結果的に過角化を招来している可能性が考えられている[4].

e) 臨床症状

生後まもなく幼児期までに潮紅を伴う過角化が生じる. 過角化は transgrediens を示し, progrediens が認められる場合もある. 皮膚以外の臓器に合併症はない. 角化の程度は Meleda 病に比較して軽度であり, 高度の過角化はみられない. したがって, 指趾の絞扼を認めることはない. 過角化が軽度であるためか, 手湿疹, 掌蹠多汗症などと診断されていることがある. ほとんどの症例で多汗を伴い, 悪臭に悩む症例が少なくない. 掌蹠を水に浸すと, 対照と比較して過角化局面が短時間(5 分間)で白色に浸軟するので, 診断的価値が高い[5].

f) 病理学的所見

過角化と顆粒層の肥厚を認める. 角層の下層に不全角化を認めることがある. 真皮乳頭あるいは毛細血管周囲にはリンパ球の浸潤がみられるが, 大多数が CD4+ であったという.

g) 悪性黒色腫(MM)との関係

以前から遺伝性 PPK に MM が合併しやすい可能性について報告がなされているが, 我々は 2007～2017 年までの 10 年間で経験した長島型 PPK の 28 例を調べたところ, うち 4 例が MM を合併していたことを報告した. これまでに MM を合併した長島型 PPK は 9 例を数えるが, すべて日本人の症例である. なぜ長島型 PPK に MM が発症しやすいのかは不明である. すべての症例で過角化局面から MM が生じているので, 過角化病変部が発生母地であると推測される. 長島型 PPK の過角化病変部では, 表皮ランゲルハンス細胞が消失していることが報告されている. 本症の過角化病変部で抗原提示能が低下していることが, 異物としての黒色腫細胞を排除する能力の低下につながっている可能性については研究の余地があ

る．また，過角化病変部の易浸軟性が角層の脆弱性を作り出し，そのために物理化学的刺激に対する感受性が亢進している可能性も考えられる．

3．Bothnia 型 PPK

a）定義，概念

スウェーデン北部のボスニア湾沿岸部に在住する，びまん性，非表皮融解型 PPK の症例で遺伝子座位が局在され，その後，原因遺伝子が *AQP5* と同定された PPK である．

b）遺伝形式

常染色体優性（顕性）遺伝．

c）原因遺伝子

AQP5. 本遺伝子がコードするアクアポリン 5 は水チャンネルタンパクファミリーに属し，細胞膜に局在して水分子の細胞外排出を担っている．これまで 8 種類の変異が報告されている．本邦からは 1 例の報告がある．

d）病因，病態

水分子の輸送に関わるアクアポリン 5 の機能障害が，なぜ過角化を引き起こすのかは明らかにされていない．培養正常表皮角化細胞にアミノ酸置換を導入した変異アクアポリン 5 タンパクを発現させると，低張性の培養条件下では変異タンパクを発現させた細胞が，低張性の細胞腫脹をきたしたことが示されている．本病型においても長島型 PPK と同様に，短時間の掌蹠の浸水で過角化病変部の白色浸軟がみられるが，この研究結果はこの臨床所見が生じるメカニズムを示唆しているのかもしれない．

e）臨床症状

幼小児期から掌蹠にびまん性の潮紅を伴う過角化が現れ，transgrediens を示すが，progrediens はみられない．多汗を伴う．掌蹠の短時間の浸水で白色浸軟が生じる．

f）病理学的所見

過角化と表皮肥厚がみられるが，顆粒変性はみられない．角層内汗管の拡張，汗管周囲のリンパ球浸潤がみられる．

4．Greither 型 PPK

a）定義，概念

掌蹠から始まる潮紅を伴う過角化が，進行性かつ連続性に四肢に拡大する PPK であり，Greither がハイデルベルグの家系例を報告したのが嚆矢である．

b）遺伝形式

常染色体優性（顕性）遺伝．

c）原因遺伝子

KRT1. 最初の報告から 50 年以上の年月を経て，2005 年に Gach らによって，アミノ酸置換をきたす変異 c.563A＞C（p.N188S）が報告された[6]．

d）病因，病態

遺伝子変異が同定された症例が非常に少なく，病因，病態は不明である．

e）臨床症状

8〜10 歳ごろから発症し，掌蹠の潮紅を伴う過角化が transgrediens かつ progrediens を示す．Greither 型 PPK として報告されている症例は症状の程度に差があり，Greither が記載したオリジナルの症例に比較して過角化病変の範囲が軽度にとどまる症例も含まれている．

f）病理学的所見

過角化であり，表皮，顆粒層，および透明層が肥厚する．顆粒変性は認めない．

5．Gamborg-Nielsen 型 PPK

a）定義，概念

びまん性の過角化が transgrediens を示すが，類似した臨床所見を示す Meleda 病に比べて，角化の程度は軽度である．スウェーデンの家系例が最初に報告された[7]．

b）遺伝形式

常染色体劣性（潜性）遺伝．

c）原因遺伝子

SLURP-1. 本遺伝子は Meleda 病の原因遺伝子として同定されていたものであるが，2014 年に Zhao らは，Gamborg-Nielsen が最初に報告した症例を含めた 15 症例につき遺伝子変異解析を行い，*SLURP-1* に変異を同定した[8]．このとき同定

されたアミノ酸置換を生じる遺伝子変異 c.43T＞C（p.W15R）は Meleda 病にも同定されているため，Gamborg-Nielsen 型 PPK は Meleda 病のアリルバリアントである.

d）病因，病態

SLURP-1 がコードする分泌型 Ly6/uPAR 関連タンパク-1（SLURP-1）は，表皮の恒常性を維持するために重要な役割を担っているとされるが，本タンパクの異常でなぜ過角化が生じるのかは不明である. SLURP-1 は表皮の顆粒層に発現し，ニコチン性アセチルコリン受容体を介して表皮細胞を刺激し，細胞数を負に制御するプロアポトーシスタンパクとして作用することがわかっている. したがって，SLURP-1 が機能を失うと表皮細胞の正常なアポトーシスが制御を失い，結果として表皮肥厚，さらには角質の著増へと進展すると考えられている.

e）臨床症状

掌蹠の潮紅を伴う過角化が transgrediens を示す. Meleda 病と同様に，過角化は四肢末梢に及ぶが，角化の程度はより軽度である. 過角化による指趾断裂がみられる場合もある.

6．点状 PPK

a）定義，概念

掌蹠に点状の過角化を多発性に生じる PPK である. 臨床症状から1型，2型，3型に分類され，1型は Buschuke-Fisher-Brauer 型と呼ばれていたが，原因遺伝子によりさらに A 型と B 型に分けられ，計4系に分類される（表1）.

b）遺伝形式

いずれの病型も常染色体優性（顕性）遺伝である.

c）原因遺伝子

1A 型は AAGAB，1B 型は COL14A1 であるが，その他の病型の原因遺伝子は不明である. 1A 型の変異の報告が最も多くみられる.

d）病因，病態

AAGAB がコードする α- and γ-adaptin binding protein p34 は Rab 用 GTPase ドメインを有する細胞質タンパクであり，シャペロンとして膜輸

送において重要な役割を担っている[9]. 表皮角化細胞由来培養 HaCaT 細胞内で本タンパクの発現をノックダウンすると，細胞分裂が亢進し，EGF レセプターの発現が増加し，チロシンリン酸化が亢進していた[8]. したがって，AAGAG のヘテロ接合性の変異とハプロ不全により AAGAB 量が閾値以下に減少すると，表皮細胞が増殖機転に向かうと推測される. COL14A1 の変異は中国人の大規模な点状 PPK 家系で同定された[10]. 本タンパクは真皮で発現しているが，表皮での発現は認められない[11]. また，COL14A1 の変異報告は Guo らの1家系以外報告がない. したがって，COL14A タンパクが過角化形成にどういった役割を果たしているかは，現時点では不明である.

e）臨床症状

点状 PPK1A 型，1B 型ともに臨床症状に差はない. いずれも10歳代後半以降に発症する. 掌蹠に点状の過角化が多発し，加齢とともに増数する. 一部の皮疹は大きさを増し，胼胝腫様になる. 過角化部分が脱落すると，カップ状に陥凹してみえる. 2型は汗孔角化症型ともいわれ，1型よりも遅く，20歳代以降に微小な角化性病変が掌蹠に多発してくる. 3型は acrokeratoelastoidosis ともいわれ，青年期以降に小さな丘疹状の過角化が掌蹠の辺縁に生じてくる.

f）病理組織所見

過角化は病変中央部で顕著にみられ，有棘層が真皮側に圧排され，カップ状を呈する. 過角化部分が脱落すると陥凹した所見を呈するのは，このためである.

g）易発がん性疾患との関係

点状 PPK でみられる掌蹠の過角化病変は，易発がん性疾患である Cowden 病でも認められる所見である. Cowden 病は点状の掌蹠過角化に加え，顔面の外毛根鞘腫，口腔内粘膜乳頭腫症，皮膚や消化管，その他，臓器の良性過誤腫，肝細胞癌，乳がん，その他，内臓悪性腫瘍などを生じる症候群である. したがって，掌蹠の点状過角化をみた場合は Cowden 病を念頭に置いて詳細な診察

を行う必要がある.

7. 先天性厚硬爪甲症(pachyonychia congenita;PC)

a) 定義, 概念

爪甲の肥厚と掌蹠の限局性過角化を認める疾患である. 従来, これらの皮膚症状に加え, 毛孔性角化, 口腔粘膜白板症を伴う Jadassohn-Lewandowsky 型(PC1)と, 新生児歯牙, 多発性脂腺腺腫を伴う Jackson-Lawler 型(PC2)に二分されていた.

b) 遺伝形式

常染色体優性(顕性)遺伝.

c) 原因遺伝子

KRT6A, KRT6B, KRT6C, KRT16, KRT17.
PC1 は *KRT6A*, *KRT16* が原因で, PC2 は *KRT6B*, *KRT17* が原因とされてきた.

d) 病因, 病態

KRT6A, KRT16 がそれぞれコードするケラチンタンパク KRT6A, KRT16 は爪母, 掌蹠以外に毛包開口部, 口腔粘膜で発現している. また, *KRT6B, KRT17* がそれぞれコードするケラチンタンパク KRT6B, KRT17 は爪母, 掌蹠以外に歯牙, 毛包で発現している. したがって, これらタンパクに異常が生じると, それぞれの発現部位に障害が生じると理解されている.

e) 臨床症状

いずれの病型でも出生後間もなくから, 爪床の発赤が認められる. 重力その他の機械的刺激が掌蹠に加わると, 限局性の過角化を生じるようになる. 上述のように PC1 と 2 で臨床症状に違いはあるが, PC1 の症例間, あるいは PC2 の症例間でも, どの臨床症状が発現するかの程度に差がみられる. Samuelov らが行った大規模な調査によれば, PC1 の原因遺伝子である *KRT6A* に変異が同定された症例にも新生児歯牙が認められ, 一方, PC2 の原因遺伝子とされてきた *KRT6B* に変異が同定された症例では新生児歯牙が認められなかった[12]. したがって, PC 症例を診断する場合は, 臨床症状を詳細に記載し, PC1, 2 の分類に固執せ

ず診断を進めていくのがよいと思われる.

8. Papillon-Lefèvre 症候群(Papillon-Lefèvre syndrome;PLS)

a) 定義, 概念

PLS は掌蹠の過角化と若年性歯周囲炎を合併する症候群である. ライソゾーム酵素の一種であるカテプシン C(cathepsin C;CTSC)の活性低下により発症する.

b) 遺伝形式

常染色体劣性(潜性)遺伝性.

c) 原因遺伝子

CTSC をコードする *CTSC* である. PLS でみられる掌蹠過角化と若年性歯周囲炎のより高度なものに加え, クモ状指, 肢端骨融解, 爪萎縮, 手指骨変形を伴う常染色体劣性(潜性)遺伝性疾患は Haim-Munk 症候群(HMS)と呼ばれ, 独立した疾患とされていた. しかし, 同症候群の原因遺伝子が CTSC であることが証明され, PLS と HMS はアリルバリアントであることが判明した[13].

d) 病因, 病態

CTSC はジペプチジルペプチダーゼ I とも呼ばれるシステインプロテアーゼである. 本酵素はライソゾーム酵素の1つで, 骨髄・リンパ球系細胞の免疫, 炎症反応において必須の働きをしている, セリンプロテアーゼの活性化に必須の酵素である. CTSC の活性が著しく低下すると白血球の機能障害をきたすため, 易感染性を生じるものと理解されている. 過角化の形成にどう関与しているかは不明である.

e) 臨床症状

乳児期, 遅くとも4歳までには掌蹠の潮紅を伴う過角化を生じ, transgredience を認めるようになる. また, 膝や肘に, 手足とは非連続性に過角化病変が出現する progrediens もみられることがあり, 過角化が著明な場合は乾癬様とも形容される. 過角化の程度は症例によって差があり, 軽度な症例もあれば, 絞扼輪や指趾離断に至る症例もある. 古典的な症例においては, 細菌感染を伴う歯周囲炎は乳歯萌出後, 間もなく生じ, 乳歯はす

べて脱落する．永久歯萌出後，再び高度の歯周囲炎を起こし，全歯脱落に至る．しかし，近年は成人期まで永久歯が相当数残存する症例の報告が散見されるようになった[14]．PLS の皮疹の分布は Meleda 病に類似しているので，歯牙脱落のない PLS は Meleda 病との鑑別が重要になる．歯周囲以外の易感染性疾患の合併として，膿皮症，肝膿瘍が挙げられる．

f）MM との関連性

以前，我々は遺伝性 PPK と MM との関係について調べ，MM を合併した PLS 症例 4 例中，3 例が日本人であったことを報告した．これらの合併が偶然である可能性も否定しないが，CTSC の活性低下がヒトの抗腫瘍免疫システムにネガティブな影響を与えるかどうかを調べることは，興味深い課題ではないだろうか．

まとめ

遺伝性 PPK について，臨床的分類といくつかの病型について近年明らかになった知見を概説した．原因遺伝子が次々と判明して，長年原因不明であった症例について確定診断が得られるようになったが，疾患表現型の異質性の問題や新規治療の開発など，新たな課題が浮き彫りになってきている．稀な疾患が多数を占め，若い皮膚科研究者には取っつきにくい地味な領域かもしれないが，進展著しい研究手法を駆使して，遺伝性皮膚疾患の未知の世界を開拓していってほしいと願っている．

文 献

1) 米田耕造，久保亮治，乃村俊史ほか：掌蹠角化症診療の手引き．日皮会誌，**130**：2017-2029, 2020.

2) Reis A, Hennies HC, Langbein L, et al：Keratin 9 gene mutations in epidermolytic palmoplantar keratoderma（EPPK）. *Nat Genet*, **6**(2)：174-179, 1994.

3) 三橋善比古，橋本 功，高橋正明：メレダ型掌蹠角化症（長島）．皮膚病診療，**11**：297-300, 1989.

4) Kubo A, Shiohama A, Sasaki T, et al：Mutations in SERPINB7, encoding a member of the serine protease inhibitor superfamily, cause Nagashima-type palmoplantar keratosis. *Am J Hum Genet*, **93**(5)：945-956, 2013.

5) Sakiyama T, Kubo A：Hereditary palmoplantar keratoderma"clinical and genetic differential diagnosis". *J Dermatol*, **43**(3)：264-274, 2016.

6) Gach JE, Munro CS, Lane EB, et al：Two families with Greither's syndrome caused by a keratin 1 mutation. *J Am Acad Dermatol*, **53**(5 Suppl 1)：S225-S230, 2005.

7) Gamborg-Nielsen P：Two different clinical and genetic forms of hereditary palmoplantar keratoderma in the northernmost country of Sweden. *Clin Genet*, **28**：361-366, 1985.

8) Zhao L, Vahlquist A, Virtanen M, et al：Palmoplantar keratoderma of the Gamborg-Nielsen type is caused by mutations in the SLURP1 gene and represents a variant of Mal de Meleda. *Acta Derm Venereol*, **94**(6)：707-710, 2014.

9) Pohler E, Mamai O, Hirst J, et al：Haploinsufficiency for AAGAB causes clinically heterogeneous forms of punctate palmoplantar keratoderma. *Nat Genet*, **44**(11)：1272-1276, 2012.

10) Guo BR, Zhang X, Chen G, et al：Exome sequencing identifies a COL14A1 mutation in a large Chinese pedigree with punctate palmoplantar keratoderma. *J Med Genet*, **49**(9)：563-568, 2012.

11) Agarwal P, Zwolanek D, Keene DR, et al：Collagen XII and XIV, new partners of cartilage oligomeric matrix protein in the skin extracellular matrix suprastructure. *J Biol Chem*, **287**(27)：22549-22559, 2012.

12) Samuelov L, Smith FJD, Hansen CD, et al：Revisiting pachyonychia congenita：a case-cohort study of 815 patients. *Br J Dermatol*, **182**(3)：738-746, 2020.

13) Hart TC, Hart PS, Michalec MD, et al：Haim-Munk syndrome and Papillon-Lefèvre syndrome are allelic mutations in cathepsin C. *J Med Genet*, **37**(2)：88-94, 2000.

14) Nakano A, Nomura K, Nakano H, et al：Papillon-Lefèvre syndrome：mutations and polymorphisms in the cathepsin C gene. *J Invest Dermatol*, **116**(2)：339-343, 2001.

MB Derma, **312**：39-44, 2021.

◆特集／角化症診療マニュアル

Netherton 症候群と炎症型 peeling skin 症候群

山本明美* 井川哲子**

Key words：アトピー性皮膚炎(atopic dermatitis)，魚鱗癬(ichthyosis)，コルネオデスモシン(corneodesmosin)，生物学的製剤(biologics)，LEKTI

Abstract Netherton 症候群と炎症型 peeling skin 症候群は，ともに稀な常染色体劣性(潜性)遺伝性の先天性魚鱗癬で，出生時あるいは生後まもなくから全身の潮紅と鱗屑，角層が容易に剝離しやすい，IgE 高値という特徴を共有する．前者に特徴的な毛髪異常が明らかでない場合は両者を臨床的に鑑別するのは難しく，確定診断には遺伝子診断が有用である．比較的軽症の場合はアトピー性皮膚炎と誤診され得る．全身の皮膚炎と高 IgE 血症を呈する場合は SAM 症候群，高 IgE 症候群，Wiskott-Aldrich 症候群，Omenn 症候群との鑑別が問題となる．従来，治療は保存的な治療が主体であったが，Netherton 症候群では近年，生物学的製剤による治療の試みが始まっている．

はじめに

Netherton 症候群と炎症型 peeling skin 症候群は，ともに稀な常染色体劣性(潜性)遺伝性疾患で，出生時あるいは生後まもなくから全身の潮紅と鱗屑，角層が容易に剝離しやすい，IgE 高値という特徴を共有する．前者に特徴的な毛髪異常が明らかでない場合は，両者を臨床的に鑑別するのは難しい．以下に両者の臨床的特徴，病因・病態，治療法について解説する．

Netherton 症候群

1．臨床症状

本症は魚鱗癬様病変，陥入性裂毛に代表される毛幹の異常，アトピー素因を三主徴とする常染色体劣性(潜性)遺伝性疾患である[1]．本症でみられる魚鱗癬の特徴としては従来，非水疱型先天性魚鱗癬様紅皮症と呼ばれてきたような落屑を伴う全身のびまん性の紅斑(図 1)や，曲折線状魚鱗癬と呼ばれる辺縁に二重の鱗屑を伴った遠心性の蛇行状，地図状，連圏状の紅斑がある(図 2)．後者の特徴的な皮疹は常時観察されるわけではないので，経過観察してその有無を確認する必要がある．本症の診断的価値の高い毛髪異常としては竹節状，結節状の毛幹が特徴的で，容易に折毛するため毛が短い．特にダーモスコピーが安価で検出感度も高く，有用である[2]．頭髪よりも眉毛でより観察されやすいという報告もあり[3]，頭髪に異常がみられない場合の参考になる．本症でみられるアトピー症状には，湿疹，蕁麻疹，気管支喘息，アレルギー性鼻炎，食物アレルギー，血清 IgE 高値などがある．このことから，アトピー性皮膚炎と誤診されることもあるため注意が必要である．皮膚バリア機能が低下しているため，膿痂疹などの皮膚感染症を合併しやすい．また，成長障害，知能低下の合併の報告もある．

2．病因と病態

表皮や毛包で発現する蛋白分解酵素の阻害分子

* Akemi YAMAMOTO, 〒078-8510 旭川市緑が丘東 2 条 1-1-1 旭川医科大学医学部皮膚科，教授

** Satomi IGAWA, 同，講師

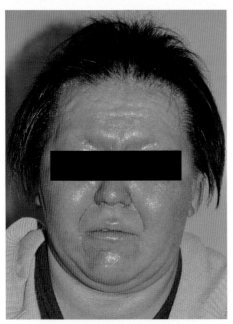

図 1. Netherton 症候群
顔面全体の紅斑とびらん．短い頭髪

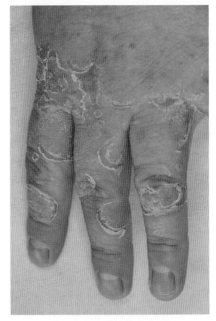

図 2. Netherton 症候群
手背から手指にかけて辺縁に二重の鱗
屑を伴った遠心性の紅斑がみられる．
曲折線状魚鱗癬と呼ばれる所見である．

LEKTI の遺伝子である *SPINK5* の変異による．遺伝子異常と臨床症状の相関を解析した報告では，変異が遺伝子のより上流域にあるほど，症状は重症となる傾向があった[4]．本症では角層のデスモソーム（コルネオデスモソーム）の構成蛋白の分解作用により角層剥離に働く，KLK5，KLK7，KLK14 を中心としたセリンプロテアーゼの異常な活性化が起こり，角質細胞の脱落が亢進し，バリア機能が損なわれる．LEKTI の遺伝子 *Spink5* を欠損させた疾患モデルマウスでは Netherton 症候群の症状が再現できるが，同時にマトリプターゼ遺伝子を欠損させると症状を抑制することができる．これは，マトリプターゼが表皮の KLK の活性化の過程を開始することで本症の発症に関与していることを示唆している．また，このモデルマウスで KLK5 の遺伝子 *Klk5* をノックアウトすることでも Netherton 症候群の症状が軽減し，*Klk5*，*Klk7* をともにノックアウトするとさらに症状が抑えられることから，LEKTI によって異常に活性化した KLK5，KLK7 が疾患の病態に重要であることが示された[5][6]．逆に KLK5 を表皮顆粒層で過剰発現させることでも Netherton 症候群の

症状を再現させることができる[7]．以上のことは，例えば KLK5 インヒビターが Netherton 症候群の治療薬になり得る可能性を示唆しており，KLK 活性を抑制する作用のある酸化亜鉛含有クリームの外用が奏効した症例の報告もある[8]．

本症では LEKTI の欠損によるバリア機能低下と，活性化した KLK5，KLK14 による PAR2 を介した Th2 サイトカインの発現亢進が起きていると考えられていたが，3 例の Netherton 症候群患者を含む 21 例の魚鱗癬患者の皮膚においては，Th2 マーカーの発現はアトピー性皮膚炎ほど増加しておらず，むしろ Th17 マーカーが亢進していた[9]．また，8 例の Netherton 症候群患者を含む 47 例の魚鱗癬の末梢血でも Th2/Tc2 サイトカイン（IL-13）産生細胞は増加していたが，より顕著なのは IL-17/IL-22 産生細胞で，病勢とも相関していた[10]．4 例の Netherton 症候群を含む 29 例の魚鱗癬患者で皮膚と血液の遺伝子，蛋白発現を解析した結果でも Th17 の優位が確認され，特にその傾向は他の魚鱗癬に比べ Netherton 症候群で顕著であった[11]．活性化した KLK5 は Th17/22 をも活性化することが関連しているのかもしれない．こ

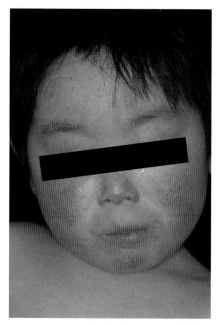

図 3. 炎症型 peeling skin 症候群
顔面の突出部を中心とする紅斑と鱗屑

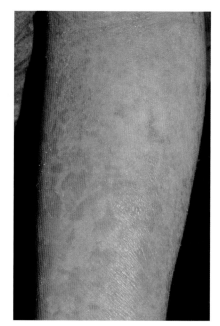

図 4. 炎症型 peeling skin 症候群
前腕屈側の地図状の浅いびらん

れらの知見は後述する生物学的製剤による新規治療に結びついている.

本症でみられる特徴的な毛幹の異常については *Spink5*, *Klk5*, *Klk7* の 3 つの遺伝子を欠損させたマウスでは, 皮膚の症状はみられなかったが, 毛の異常があり, Netherton 症候群の毛幹の異常には KLK5, KLK7 以外の関与が考えられていた[6]. 最近, ヒト KLK14 をインボルクリンプロモーター下で過剰発現させたトランスジェニックマウスで顕著な毛幹異常がみられたことから, KLK14 の活性化がこの症状に関与している可能性が考えられている[12].

炎症型 peeling skin 症候群
(1 型 peeling skin 症候群,
B 型 peeling skin 症候群)

1. 臨床症状

本症は Netherton 症候群との鑑別が問題となる常染色体劣性(潜性)遺伝性の先天性魚鱗癬で, 紅斑と瘙痒, 血清 IgE 高値が生じるが, 毛髪異常は通常みられない[1]. 臨床的にアトピー性皮膚炎と誤診されていた症例もある. 本症の特徴的な症状は, 痛みを伴うことなく角層が容易に剝離できる

ことで, 浅い地図状のびらんが全身に多発する(図 3, 4).

2. 病因と病態

コルネオデスモシン遺伝子の機能喪失型変異や完全欠損による. 患者のコルネオデスモソームは物理的に弱くなるため, 顆粒層表層の細胞間において細胞剝離を生じる. 本症における角層剝離亢進は Netherton 症候群の場合と同様に, 外来抗原への過剰な曝露を招き, 皮膚炎を生じると考えられる.

本症の原因となるコルネオデスモシンの遺伝子異常は, 欧米からの報告では異なる種類の早期停止コドンによるものであったが, 本邦患者 5 家系では, すべてコルネオデスモシン遺伝子がその近傍の複数の遺伝子も含めて 59-kb にわたってホモ接合性に欠損していた. このような遺伝子異常は他の民族では報告がなく, SNP 解析の結果, 日本人患者 4 例は同一の祖先を有していることがわかった.

これらの結果を踏まえ, 患者で欠損しているコルネオデスモシンの組み換え蛋白を含むリポソームによる治療が *in vitro* で有効であることが報告されており[13], 臨床応用が期待される.

鑑別疾患

上述の2疾患と臨床的に鑑別が問題となり得る全身の皮膚炎と高IgE血症を呈する疾患としては，SAM症候群，高IgE症候群，Wiskott-Aldrich症候群，Omenn症候群がある．SAM症候群はデスモグレイン1の遺伝子異常による疾患で，著明な掌蹠角化症を伴う点が鑑別に有用である[1]．また，他の疾患では重篤な免疫不全に加え，高IgE症候群では特有の顔貌，骨・軟部組織・歯牙の異常，Wiskott-Aldrich症候群では血小板減少，Omenn症候群では重篤なリンパ節腫大・肝脾腫を伴うことが鑑別の参考になると思われる[14]．

皮膚疾患の遺伝子診断が可能な施設一覧は西日本皮膚科学会雑誌（日本皮膚科学会西部支部による出版物）に掲載されており，毎号更新されている．Netherton症候群と炎症型peeling skin症候群については，2021年2月の時点で北海道大学，弘前大学，慶應義塾大学，名古屋大学，岡山大学，久留米大学の皮膚科が受け付けている．

治　療

魚鱗癬の治療については，本誌の別稿で加藤らにより詳しく述べられているのでそちらを参考にされたい．両疾患とも現在，我が国で行われている治療に基本的な違いはないが，Netherton症候群については海外で新規の治療が開始されているので最後に紹介する．

1．外用薬

保湿因子の不足や皮膚バリア機能の低下があるので，刺激や乾燥を避け，皮膚面の保護に努める．軽症のNetherton症候群患者がアトピー性皮膚炎と誤診されて免疫抑制剤の外用治療を受け，本症では著しい皮膚バリア機能の低下があるために本剤の血中濃度の増加をきたした事例が報告されているので注意が必要である．

外用療法としては，白色ワセリンやヘパリン類似物質含有薬を1日2～3回単純塗布する．痒みが強い部位にステロイド外用を使用する場合には

クッシング症候群の併発に注意する．

2．全身療法，内服薬

重症例の新生児期は全身管理のためNICUで加療する．重症例の幼小児期は水分電解質管理と敗血症の予防が重要である[15]．体温調節能力が低下しており，熱中症や低体温をきたしやすい．強い痒みに対しては抗アレルギー剤の内服を行う．

Netherton症候群を対象とした，いくつかの治療法の試みが海外から報告されているので紹介する．本症には易感染性と免疫学的な異常があることから，免疫グロブリン静注療法が試みられ，皮膚症状と免疫異常の改善を認めたことから，複数の施設よりその有用性が報告されている[16]~[18]．また，生物学的製剤による治療の試みも報告されている．上述したように，Netherton症候群では乾癬と共通するバイオマーカーの亢進がみられ，乾癬に有効性が知られている数種の生物学的製剤によるNetherton症候群の治療が試みられている．抗TNF-α製剤であるinfliximabによる治療の有効性が少数の患者で報告された[19][20]．IL-12/23p40モノクローナル抗体製剤であるustekinumabによって治療した15歳の症例では劇的な効果が得られ，1年後も3か月ごとの同剤の投与で再発なく維持された[21]．IL-17拮抗薬であるsecukinumabによって小児を含む4例のNetherton患者を治療した報告では，3～12か月後の評価で皮膚症状や痒みのスコアがかなり改善した[22]．IL-17抗体製剤であるixekizumabによる3例の治療では，比較的軽症であった2例が初期には奏効したが，効果が継続したのはそのうち1例のみであった[23]．

一方，Netherton症候群ではアトピー性皮膚炎と臨床的な共通性がみられるが，IL-4とIL-13の拮抗薬であるdupilumabは本邦でもアトピー性皮膚炎に保険適用があるが，Netherton症候群についてはよく効いたとする報告と，効果は一時的で，その後にかえって症状が悪化したとする報告がある[24][25]．本剤の有効性については，今後の症例数の蓄積によって明らかにされることが期待される．

また，Netherton 症候群における根本的な治療として，皮膚生検から得られた角化細胞にレンチウイルスベクターでインボルクリン遺伝子のプロモーター下で SPINK5 を発現させ，表皮シートを移植する遺伝子治療の第1相の治験で本法の実用化の可能性が示唆された[26].

その他

Netherton 症候群や炎症型 peeling skin 症候群は指定難病 160 の先天性魚鱗癬に含まれており，重症の症例が支援対象であるが，それ以下の重症度であっても高額な医療を継続することが必要な症例については，医療費助成の対象となり得る.

文　献

1) 山本明美，岸部麻里，本間　大：デスモソーム・コルネオデスモソームと遺伝性角化異常症. 日皮会誌, **126**(12)：2259-2267, 2016.

2) Chen L, Yang Y, Tian X, et al：Dermatoscopy of the hair compared to three alternatives for the diagnosis of pediatric Netherton syndrome. *J Dermatol*, **47**(5)：e195-e196, 2020.

3) Boussofara L, Ghannouchi N, Ghariani N, et al：Netherton's syndrome：the importance of eyebrow hair. *Dermatol Online J*, **13**(3)：21, 2007.

4) Sarri CA, Roussaki-Schulze A, Vasilopoulos Y, et al：Netherton Syndrome：A Genotype-Phenotype Review. *Mol Diagn Ther*, **21**(2)：137-152, 2017.

5) Furio L, Pampalakis G, Michael IP, et al：KLK5 Inactivation Reverses Cutaneous Hallmarks of Netherton Syndrome. *PLoS Genet*, **11**(9)：e1005389, 2015.

6) Kasparek P, Ileninova Z, Zbodakova O, et al：KLK5 and KLK7 Ablation Fully Rescues Lethality of Netherton Syndrome-Like Phenotype. *PLoS Genet*, **13**(1)：e1006566, 2017.

7) Furio L, de Veer S, Jaillet M, et al：Transgenic kallikrein 5 mice reproduce major cutaneous and systemic hallmarks of Netherton syndrome. *J Exp Med*, **211**(3)：499-513, 2014.

8) Tiryakioğlu NO, Önal Z, Saygili SK, et al：Treatment of ichthyosis and hypernatremia in a patient with Netherton syndrome with a SPINK5 c. 153delT mutation using kallikrein inhibiting ointment. *Int J Dermatol*, **56**(1)：106-108, 2017.

9) Paller AS, Renert-Yuval Y, Suprun M, et al：An IL-17-dominant immune profile is shared across the major orphan forms of ichthyosis. *J Allergy Clin Immunol*, **139**(1)：152-165, 2017.

10) Czarnowicki T, He H, Leonard A, et al：The Major Orphan Forms of Ichthyosis Are Characterized by Systemic T-Cell Activation and Th-17/Tc-17/Th-22/Tc-22 Polarization in Blood. *J Invest Dermatol*, **138**(10)：2157-2167, 2018.

11) Malik K, He H, Huynh TN, et al：Ichthyosis molecular fingerprinting shows profound TH17 skewing and a unique barrier genomic signature. *J Allergy Clin Immunol*, **143**(2)：604-618, 2019.

12) Gouin O, Barbieux C, Leturcq F, et al：Transgenic Kallikrein 14 Mice Display Major Hair Shaft Defects Associated with Desmoglein 3 and 4 Degradation, Abnormal Epidermal Differentiation, and IL-36 Signature. *J Invest Dermatol*, **140**(6)：1184-1194, 2020.

13) Valentin F, Wiegmann H, Tarinski T, et al：Development of a pathogenesis-based therapy for peeling skin syndrome type 1. *Br J Dermatol*, 2020. doi：10.1111/bjd.19546.(Epub ahead of print)

14) 金澤伸雄：アトピー性皮膚炎にひそむ免疫不全症. 小児科診療, **83**(3)：365-369, 2020.

15) Bellon N, Hadj-Rabia S, Moulin F, et al：The challenging management of a series of 43 infants with Netherton syndrome：unexpected complications and novel mutations. *Br J Dermatol*, **184**(3)：532-537, 2021.

16) Small AM, Cordoro KM：Netherton Syndrome Mimicking Pustular Psoriasis：Clinical Implications and Response to Intravenous Immunoglobulin. *Pediatr Dermatol*, **33**(3)：e222-e223, 2016.

17) Renner ED, Hartl D, Rylaarsdam S, et al：Comèl-Netherton syndrome defined as primary immunodeficiency. *J Allergy Clin Immunol*, **124**(3)：536-543, 2009.

18) Eränkö E, Ilander M, Tuomiranta M, et al：Immune cell phenotype and functional defects in

Netherton syndrome. *Orphanet J Rare Dis*, **13**
(1)：213, 2018.

19) Fontao L, Laffitte E, Briot A, et al：Infliximab infusions for Netherton syndrome：sustained clinical improvement correlates with a reduction of thymic stromal lymphopoietin levels in the skin. *J Invest Dermatol*, **131**(9)：1947-1950, 2011.

20) Roda Â, Mendonça-Sanches M, Travassos AR, et al：Infliximab therapy for Netherton syndrome：A case report. *JAAD Case Rep*, **3**(6)：550-552, 2017.

21) Volc S, Maier L, Gritsch A, et al：Successful treatment of Netherton syndrome with ustekinumab in a 15-year-old girl. *Br J Dermatol*, **183**(1)：165-167, 2020.

22) Luchsinger I, Knöpfel N, Theiler M, et al：Secukinumab Therapy for Netherton Syndrome. *JAMA Dermatol*, **156**(8)：907-911, 2020.

23) Barbieux C, Bonnet des Claustres M, de la Brassinne M, et al：Duality of Netherton syndrome manifestations and response to ixekizumab. *J Am Acad Dermatol*, **84**(5)：1476-1480, 2020.

24) Murase C, Takeichi T, Taki T, et al：Successful dupilumab treatment for ichthyotic and atopic features of Netherton syndrome. *J Dermatol Sci*, 2021. doi：10.1016/j.jdermsci.2021.03.003.(Online ahead of print)

25) Muñoz-Bellido FJ, Moreno E, Dávila I：Dupilumab：a Review of Present Indications and Uses Out Of Indication. *J Investig Allergol Clin Immunol*, 2021. doi：10.18176/jiaci.0682.(Epub ahead of print)

26) Di WL, Lwin SM, Petrova A, et al：Generation and Clinical Application of Gene-Modified Autologous Epidermal Sheets in Netherton Syndrome：Lessons Learned from a Phase 1 Trial. *Hum Gene Ther*, **30**(9)：1067-1078, 2019.

MB Derma, 312：45-52, 2021.

◆特集／角化症診療マニュアル

自己炎症性角化症

杉浦一充*

Key words：自己炎症性角化症（autoinflammatory keratinization diseases），自己炎症性疾患（autoinflammatory diseases），CARD14 関連乾癬（CARD14 mediated psoriasis），IL-36 受容体拮抗因子欠損症（deficiency of IL-36 receptor antagonist），NLRP1 関連異常症（NLRP1 associated abnormality）

Abstract 自己炎症性角化症とは，表皮角化細胞における自然免疫に関連したタンパク質を遺伝子産物とする 1 遺伝子の変異ないし多型を病因とした，炎症性角化症を発症する疾患群である．一方，自己炎症性疾患では蕁麻疹様皮疹などをきたす．皮膚所見が異なるという観点から，自己炎症性疾患の亜型として秋山らにより 2017 年に提唱された．当初，自己炎症性角化症には IL-36 受容体拮抗因子欠損症，CARD14 関連乾癬，NLRP1 関連異常症のうち familial keratosis lichenoides chronica が含まれていたが，遺伝性皮膚疾患の研究の進展により，自己炎症性角化症に含まれる疾患は拡大しつつある．

はじめに

医学の発展とともに，様々な原因不明の疾患の病因が明らかにされてきている．炎症性角化症とその類縁疾患においても，遺伝性皮膚疾患の研究の発展により，分子生物学的に自然免疫の異常を病因とする疾患が明らかにされてきた．自己炎症性角化症（autoinflammatory keratinization diseases；AiKD）は，2017 年に秋山らにより提唱された，病因の明らかな炎症性角化症である[1)~3)]．本総説では AiKD に含まれる，IL-36 受容体拮抗因子欠損症（deficiency of IL-36 receptor antagonist；DITRA），CARD14 関連乾癬（CARD14 mediated psoriasis；CAMPS），NLRP1 関連異常症，家族性化膿性汗腺炎（familial hidradenitis suppurativa；FHS），keratosis linearis with ichthyosis congenita and sclerosing keratoderma；KLICK）syndrome について述べる．

* Kazumitsu SUGIURA，〒470-1192 豊明市沓掛町田楽ヶ窪 1-98　藤田医科大学医学部皮膚科学，教授

自己炎症性疾患

自己炎症性疾患とは自然免疫の異常によって全身性の炎症が起こる疾患群であり，自己免疫や感染症と直接的な関わりがない．自己炎症性疾患の概念は，1999 年に TNF 受容体関連周期性症候群の原因遺伝子である *TNFRSF1A* を報告した Kastner らが，論文上で autoinflammatory syndrome という造語を使用したことに端を発する[4)]．自己免疫疾患の中心が，自己抗体や自己反応性 T 細胞の出現に象徴される獲得免疫の異常であることと対称的である．狭義の自己炎症性疾患は，自然免疫に関連する 1 つの遺伝子の変異を病因とした遺伝性疾患である（表 1）．一方，広義の自己炎症性疾患は，病因が単一ではないと考えられている成人発症型スティル病，Schnitzler 症候群などを含む．自然免疫の異常はマクロファージ，樹状細胞，NK 細胞，好中球で起こると考えられる．罹患臓器は皮膚，眼，関節，漿膜，消化管である．皮膚病変は蕁麻疹様皮疹などであり，皮膚病変の首座は真皮にある．

表 1. 狭義の自己炎症性疾患に含まれる疾患と病因遺伝子

疾　患	病因遺伝子
クリオピリン関連周期熱症候群(CAPS)　家族性寒冷蕁麻疹　Muckle-Wells 症候群　CINCA 症候群/NOMID	NLRP3
TNF 受容体関連周期性症候群(TRAPS)	TNFRSF1A
高 IgD 症候群(メバロン酸キナーゼ欠損症)	MVK
ブラウ症候群/若年発症サルコイドーシス	NOD2
家族性地中海熱	MEFV
PAPA(化膿性関節炎・壊疽性膿皮症・座瘡)症候群	PSTPIP1
中條-西村症候群	PSMB8
Majeed 症候群	LPIN2
NLRP12 関連周期熱症候群(NAPS12)	NLRP12
IL-1 受容体拮抗因子欠損症(DIRA)	IL1RN
IL-36 受容体拮抗因子欠損症(DITRA)	IL36RN
フォスフォリパーゼ Cγ2 関連抗体欠損・免疫異常症(PLAID)	PLCG2
HOIL-1 欠損症	HOIL1
SLC29A3 欠損症	SLC29A3
CARD14 関連乾癬(CAMPS)	CARD14
ADA2 欠損症	CECR1
STING-Associated Vasculopathy with Onset in Infancy(SAVI)	TMEM173
NLRC4 異常症	NLRC4

CINCA : chronic infantile neurological cutaneous articular
NOMID : neonatal onset multisystem inflammatory disease
HOIL-1 : heme-oxidized IRP2 ubiquitin ligase-1
ADA2 : adenosine deaminase 2

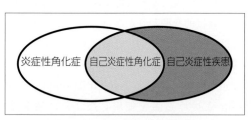

図 1. 自己炎症性角化症と炎症性角化症,
　　　自己炎症性疾患との関係
自己炎症性角化症は自己炎症の発症メカニ
ズムを持つ炎症性角化症である.

自己炎症性角化症

　炎症性角化症のうちで, 表皮角化細胞(kerati-
nocyte；KC)に存在する自然免疫に関わるタンパ
ク質を遺伝子産物とした, 1 遺伝子の変異ないし
多型が病因の AiKD という疾患群が明らかになっ

てきた[1)~3)]. AiKD は従来の自己炎症性疾患とは
皮膚所見が異なる. AiKD では皮膚病変の首座が
表皮と真皮の両方にあるが, 自己炎症性疾患のそ
れは真皮だけにあるため皮疹に違いが出る.
AiKD には DITRA, CAMPS, familial keratosis
lichenoides chronica(FKLC)の 3 つが最初に提唱
された[1)]. AiKD に含まれる疾患は拡がっている.
FKLC は NLRP1 関連異常症に含まれる疾患のう
ちの 1 つであるが, NLRP1 関連異常症のうちの
FKLC 以外の疾患である multiple self-healing
palmoplantar carcinoma(MSPC)と autoinflam-
mation with arthritis and dyskeratosis(AIADK)
も AiKD に含められる. さらに別の遺伝性皮膚疾
患である FHS, KLICK syndrome も AiKD とし
てみなされるようになってきている(表2)[3)].

表 2. 自己炎症性角化症に含まれる疾患と病因遺伝子

疾　患	病因遺伝子
IL-36 受容体拮抗因子欠損症 (DITRA) 　尋常性乾癬を伴わない膿疱性乾癬 (汎発型) 　疱疹状膿痂疹 　急性汎発性発疹性膿疱症 　再発性環状紅斑様乾癬 　アロポー稽留性指端性皮膚炎 　地図状舌	IL36RN
CARD14 関連乾癬 (CAMPS) 　毛孔性紅色粃糠疹 type V 　毛孔性紅色粃糠疹 type V 以外 (遺伝子多型として) 　家族性尋常性乾癬 　家族性関節症性乾癬 　家族性膿疱性乾癬 (汎発型) 　尋常性乾癬を伴う膿疱性乾癬 (汎発型) (遺伝子多型として)	CARD14
NLRP 関連異常症 　MSPC 　FKLC 　AIADK	NLRP1
家族性化膿性汗腺炎 (FHS)	NCSTN PSENEN PSEN1
KLICK syndrome	POMP

DITRA

Interleukin-36 受容体拮抗因子 (IL-36Ra) を遺伝子産物とする, *IL36RN* の機能欠損変異を背景として引き起こされる疾患が DITRA である[5]. しかし, *IL36RN* の機能欠損変異だけでは疾患発症に不十分であり, 発症には病変部における IL-36α, IL-36β, IL-36γ の誘導を必要とする.

DITRA の臨床型で最も典型的なものは膿疱性乾癬 (汎発型) (generalized pustular psoriasis; GPP) である. GPP には経過中に尋常性乾癬 (psoriasis vulagris; PsV) を伴う病型と伴わない病型があるが, PsV を伴わない GPP の大半は DITRA である[6]. 急性汎発性発疹性膿疱症 (acute generalized exanthematous pustulosis; AGEP) は重症薬疹の一病型である. 薬剤を摂取した後に, 高熱を伴って急激に発症し, びまん性, または浮腫性の紅斑が全身にみられ, その上に数 mm 大の無菌性膿疱が多発するが, この疾患の一部にも DITRA の症例が存在する[7]. さらに, *IL36RN* の機能欠損は地図状舌の病因としても注目されている (表 2)[8].

IL-36 の活性化

IL-36α, IL-36β, IL-36γ は正常皮膚では微量に発現している. IL-36α, IL-36β, IL-36γ は IL-1β, tumor necrosis factor α (TNF-α), IL-17, IL-22 などの刺激により, KC と真皮樹状細胞 (dermal dendritic cell; DC) などから, IL-36Ra は KC から分泌される. 活性化した IL-36α, IL-36β, IL-36γ は KC と DC にある IL-36R に結合し, mitogen-activated protein (MAP) kinase シグナルや nuclear factor kappa-light-chain-enhancer of activated B cells (NF-κB) を活性化させて炎症を惹起させる (図 2). DITRA の皮膚組織では, 活性化した IL-36α, IL-36β, IL-36γ の発現に対して IL-36Ra が機能欠損しているために, IL-36R を介した炎症活性化のシグナルが持続してしまう[7]. この持続的な炎症が, DITRA の病態を形成すると考えられている. IL-36α, IL-36β, IL-36γ は, 好中球由来のプロテアーゼによる N 末端の切断により活性化される[9]. 具体的に

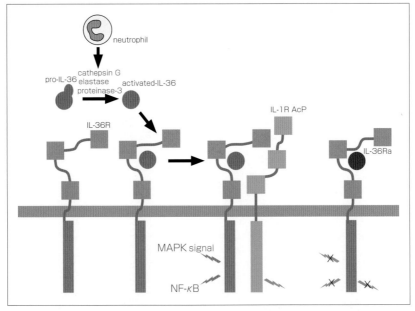

図 2. IL-36R（受容体），IL-36 および IL-36Ra の関係の模式図

IL-36 前駆体 pro-IL-36 は，好中球由来のプロテアーゼで N 末端を切断されて活性化した IL-36（activagted-IL-36）になる．Activagted-IL-36 は IL-36R に結合し，IL-36 と IL-1RAcP が会合し，炎症のシグナルを伝える．IL-36Ra が IL-36R に結合すると，IL-1RAcP とは会合せずシグナルを伝えない．IL-36R は表皮角化細胞と真皮樹状細胞の細胞膜上に存在する．

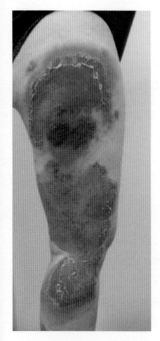

図 3.
DITRA による GPP の
臨床所見
潮紅のある紅斑に無菌
性膿疱が散在している．

は，IL-36α はカテプシン G と好中球エラスターゼに，IL-36β はカテプシン G に，IL-36γ はプロテイナーゼ 3 と好中球エラスターゼにより活性化される[10]．

GPP

DITRA の典型的な臨床型である GPP は，1910 年に Leo von Zumbusch が同胞発症例において初めて報告した．GPP は指定難病であり，本邦では 1 年間に 80 人強が新規に登録されている．平成 28 年度時点で指定難病登録患者は全国に 2,072 人であった．男女差はなく，20〜30 歳代と 50〜70 歳代に発症のピークがある（難病情報センター http://www.nanbyou.or.jp/entry/168）.

GPP は急激な発熱とともに全身の皮膚が潮紅し，無菌性膿疱が多発する（図 3）．病理組織学的には，角層下の表皮の海綿状態に好中球性の膿瘍からなる，Kogoj 海綿状膿疱を特徴とした角層下膿疱を形成する．上気道感染，抗菌薬をはじめとした薬剤，妊娠，全身性のステロイド投与などにより誘発され，再発を繰り返すことが本症の特徴である．経過中に全身性炎症に伴う臨床検査異常を示し，しばしば粘膜症状，関節炎を合併するほか，ときどき，好中球性胆管炎，心・循環器不全，呼吸窮迫症候群，眼症状，二次性アミロイドーシスを合併する．

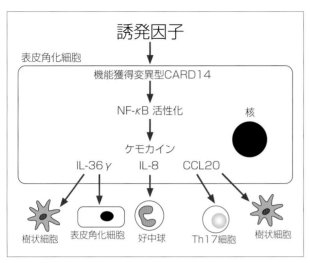

図 4. 機能獲得型CARD14が炎症を引き起こすメカニズムの予測
機能獲得型 CARD14 は野生型 CARD14 よりも，より NF-κB を活性化しやすい．

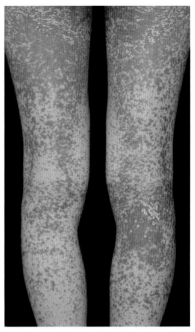

図 5. PRP の臨床所見
毛孔一致性紅斑と融合する紅斑，鱗屑がある．

CAMPS

毛孔性紅色枇糠疹（pityriasis rubra pilaris；PRP）の病因は HIV が病因である type Ⅵを除いて不明であったが，2012 年に家族性常染色体優性（顕性）遺伝の PRP の病因として *CARD14* の機能獲得変異が報告された[11]．同じ年に常染色体優性（顕性）遺伝型式で PsV あるいは関節症性乾癬をきたす家系の病因においても，*CARD14* の機能獲得変異が病因として同定された[12]．以降，*CARD14* の機能獲得変異が病因である乾癬を CARD14関連乾癬（CARD14 mediated psoriasis；CAMPS）と呼ぶようになった[13]．後に，皮疹が乾癬だけでなく PRP も呈するという点から CARD14 associated papulosquamous eruption（CAPE）とも呼ばれるが，本質的には同じであるため，本稿では CAMPS とする[14]．2014 年に，筆者らは本邦の PsV を伴わない GPP では *CARD14* c.526G＞C, p.Asp176His 多型が関連していることを報告した[15]．この多型に関連している GPP も本邦では多数いるため，本邦の GPP では *IL36RN* の解析とともに *CARD14* の解析も必須である[6]．武市らは type Ⅴはほとんどの症例が CAMPS であるが，その他の PRP の病型は *CARD14* c.526G＞C，p.Asp176His 多型を除いては CARD14 とは関連がないことを明らかにした[16]．

CARD14

CARD14 の遺伝子産物は caspase recruitment domain family member 14（CARD14）であり，CARD ドメインを有するファミリーに属している．CARD14 は KC に特異的に発現していて，NF-κB の活性化をきたすと考えられている（図4）．Mellett らは2018年に *Card14 E138Δ* という機能獲得変異を有するマウスの作製を報告した[17]．このマウスでは典型的な乾癬様の表現型と病理組織を呈し，ときにGPPでみられるような表皮内の膿疱を呈する．このマウスではIL-23/IL-17が活性化されることも明らかにされた．以上の観察から，*CARD14* の機能獲得変異だけで炎症性角化症を引き起こすことが明らかになったといえる．

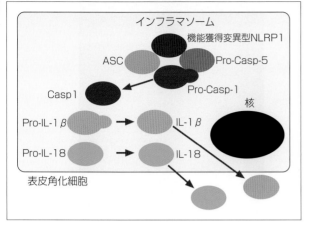

図 6. NLRP1 の機能

表皮角化細胞でインフラマソームを形成し, caspase 1 を
介し, IL-1β と IL-18 を活性化型に変換する.
NLRP1: nucleotide-binding oligomerization domain-
like receptor containing pyrin domain 1, Casp1:
caspase 1, ASC: apoptosis-associated speck-like pro-
tein containing a CARD

しかし, *CARD14* の同じ変異あるいは多型で
も, ときには PRP を発症し, ときには GPP の皮
膚所見をきたすことがある. このような炎症性角
化症の臨床型の違いがどうして生じるのかについ
ては未解明である.

PRP

PRP は, 1828 年 Tarral が, 1856 年に Devergie
が記載し, 1889 年に Besnier により名づけられた
稀な炎症性角化症である. ドベルジー病とも呼ば
れる. 毛孔性角栓, 融合傾向のある毛孔周囲性紅
斑, 掌蹠の過角化および頭部粃糠疹を特徴とする
(図 5). 1980 年に Griffiths が以下の 5 つの病型に
分類した[18]. type Ⅰ: 古典的な成人発症型, type
Ⅱ: 非定型の成人発症型, type Ⅲ: 古典的な若年
発症型, type Ⅳ: 限局型の若年発症型, type Ⅴ:
非典型な若年発症型. その後, HIV に関連する
PRP が type Ⅵ として加えられた[19]. ほとんどが
CAMPS であると考えられる PRP type Ⅴ は PRP
全体の 5% 程度であるが, 生後数年で発症し, 慢
性的な経過をとる. 毛孔性過角化を特徴とし, 紅
斑は恒常的である. 非典型的な魚鱗癬に似た皮疹
や掌蹠に強皮症様の皮疹をきたすことがある. ほ
とんどの家族性 PRP 家系は, type Ⅴ に含まれる.

NLRP1 異常症

NLRP1 の遺伝子産物は, nucleotide-binding
oligomerization domain-like receptor containing
pyrin domain 1(NLRP1)という KC に豊富に含ま
れるタンパク質である. NLRP1 異常症は MSPC
と FKLC と AIADK の臨床型をきたす. AiKD の
原著では FKLC のみを AiKD として含むが, AiKD
を拡大して考えると, 同じ *NLRP1* の機能獲得変
異で発症すると考えられる MSPC と AIADK も
AiKD に含まれるといえよう[1].

MSPC は優性(顕性)遺伝形式で, 毛孔の角化に
加え外的刺激が加わる掌蹠にはケラトアカントー
マを思わせる角化性の結節が多発する疾患であ
り, 一部は瘢痕を残して自然消退する一方で, 癌
化して肺や骨へ転移した症例も確認されている.
大半の症例で眼球結膜にも同様の角化性病変を呈
する.

Keratosis lichenoides chronica(KLC)は, 線状
あるいは網状の紫色の角化性苔癬状丘疹をきた
す. 病変は通常, 四肢体幹に左右対称性である.
脂漏性皮膚炎様あるいは乾癬様の前額部の病変
も, しばしばきたす. 掌蹠, 爪, 頭皮に角化病変
がみられることもある. KLC は病理組織学的には
扁平苔癬と区別がつかないので, 扁平苔癬の亜型
と考えられている. KLC は孤発性の疾患である
が, 小児発症例や家族性の FKLC もある.

AIADK は毛孔の角化と手掌足底の過角化を認
める. 幼児期までに 3〜4 日続く発熱と CRP 上昇
の繰り返しを認めるようになり, 学童期から多関
節炎を生じる.

NLRP1

MSPC では片側の染色体に 1 アミノ酸置換を伴
う変異が, FKLC では NLPR1 の LRR 領域内の片
側の染色体に欠失が同定されている[20]. AIADK
では 1 アミノ酸置換を伴う変異がホモ接合体でも
ヘテロ接合体でも同定されている[21)22)]. NLRP1 の
これらの変異は機能獲得変異として機能している

と考えられる[22].

　NLRP1 は活性化すると FIND 領域内での切断が起こり，CARD 領域を介してアダプター蛋白である apoptosis-associated speck-like protein containing a CARD(ASC)と会合してインフラマソームが形成される．NLRP1 はインフラマソームを構成する ASC，caspase 1，IL-1 および IL-18 とともに表皮に高発現していて，NLRP1 の機能獲得変異型は caspase 1 を活性化させて，caspase 1 により活性化された IL-1/IL-18 が直接，表皮細胞の増殖や分化を誘導する(図6)[1].

AiKD に含まれるその他の疾患

　FHS は腋窩，鼠径部，臀部に慢性の膿瘍，コメドをきたす疾患で，γセクレターゼを遺伝子産物とする NCSTN，PSENEN，PSEN1 のヘテロ接合体変異を病因とする[23]．KLICK syndrome は全身の魚鱗癬様鱗屑，指の先端に絞扼輪を伴うびまん性掌蹠角皮症，および腕手首に直線的に分布する角質増殖性局面と丘疹をきたす疾患で，proteasome maturation protein を遺伝子産物とする POMP の変異により発症する[24]．この2つの疾患も AiKD に含まれると考えられている[3].

まとめ

　AiKD は1つの遺伝子変異を病因とするため，疾患モデル動物などによる病態解明の研究を進めていくことが比較的容易である．AiKD の研究が進展することで，AiKD のみならず，類似の皮膚所見をきたす炎症性角化症の病態解明が進むことが期待される．

文　献

1) Akiyama M, Takeichi T, McGrath JA, et al：Autoinflammatory keratinization diseases. *J Allergy Clin Immunol*, **140**：1545-1547, 2017.
2) Akiyama M, Takeichi T, McGrath JA, et al：Autoinflammatory keratinization diseases：An emerging concept encompassing various inflammatory keratinization disorders of the skin. *J Dermatol Sci*, **90**：105-111, 2018.
3) Akiyama M, De VV, Sugiura K：Autoinflammatory Keratinization Diseases(AiKDs). *Front Immunol*, **11**：1753, 2020.
4) McDermott MF, Aksentijevich I, Galon J, et al：Germline mutations in the extracellular domains of the 55 kDa TNF receptor, TNFR1, define a family of dominantly inherited autoinflammatory syndromes. *Cell*, **97**：133-144, 1999.
5) Marrakchi S, Guigue P, Renshaw BR, et al：Interleukin-36-receptor antagonist deficiency and generalized pustular psoriasis. *N Engl J Med*, **365**：620-628, 2011.
6) Sugiura K, Takemoto A, Yamaguchi M, et al：The majority of generalized pustular psoriasis without psoriasis vulgaris is caused by deficiency of interleukin-36 receptor antagonist. *J Invest Dermatol*, **133**：2514-2521, 2013.
7) Nakai N, Sugiura K, Akiyama M, et al：Acute generalized exanthematous pustulosis caused by dihydrocodeine phosphate in a patient with psoriasis vulgaris and a heterozygous IL36RN mutation. *JAMA Dermatol*, **151**：311-315, 2015.
8) Liang J, Huang P, Li H, et al：Mutations in IL36RN are associated with geographic tongue. *Hum Genet*, **136**：241-252, 2017.
9) Henry CM, Sullivan GP, Clancy DM, et al：Neutrophil-Derived Proteases Escalate Inflammation through Activation of IL-36 Family Cytokines. *Cell Rep*, **14**：708-722, 2016.
10) Clancy DM, Sullivan GP, Moran HBT, et al：Extracellular Neutrophil Proteases Are Efficient Regulators of IL-1, IL-33, and IL-36 Cytokine Activity but Poor Effectors of Microbial Killing. *Cell Repo*, **22**：2937-2950, 2018.
11) Fuchs-Telem D, Sarig O, van Steensel MA, et al：Familial pityriasis rubra pilaris is caused by mutations in CARD14. *Am J Hum Genet*, **91**：163-170, 2012.
12) Jordan CT, Cao L, Roberson ED, et al：PSORS2 is due to mutations in CARD14. *Am J Hum Genet*, **90**：784-795, 2012.
13) Almeida de Jesus A, Goldbach-Mansky R：Monogenic autoinflammatory diseases：concept and clinical manifestations. *Clin Immunol*

(Orlando, Fla), **147**：155-174, 2013.

14) Craiglow BG, Boyden LM, Hu R, et al：CARD14-associated papulosquamous eruption：A spectrum including features of psoriasis and pityriasis rubra pilaris. *J Am Acad Dermatol*, **79**：487-494, 2018.

15) Sugiura K, Muto M, Akiyama M：CARD14 c.526G＞C(p.Asp176His)is a significant risk factor for generalized pustular psoriasis with psoriasis vulgaris in the Japanese cohort. *J Invest Dermatol*, **134**：1755-1757, 2014.

16) Takeichi T, Sugiura K, Nomura T, et al：Pityriasis Rubra Pilaris Type V as an Autoinflammatory Disease by CARD14 Mutations. *JAMA Dermatol*, **153**：66-70, 2017.

17) Mellett M, Meier B, Mohanan D, et al：CARD14 gain-of-function mutation alone is sufficient to drive IL-23/IL-17-mediated psoriasiform skin inflammation *in vivo*. *J Invest Dermatol*, **138**：2013-2023, 2018.

18) Griffiths WA：Pityriasis rubra pilaris. *Clin Exp Dermatol*, **5**：105-112, 1980.

19) Blauvelt A, Nahass GT, Pardo RJ, et al：Pityriasis rubra pilaris and HIV infection. *J Am Acad Dermatol*, **24**：703-705, 1991.

20) Zhong FL, Mamai O, Sborgi L, et al：Germline NLRP1 Mutations Cause Skin Inflammatory and Cancer Susceptibility Syndromes via Inflammasome Activation. *Cell*, **167**：187-202.e17, 2016.

21) Grandemange S, Sanchez E, Louis-Plence P, et al：A new autoinflammatory and autoimmune syndrome associated with NLRP1 mutations：NAIAD(NLRP1-associated autoinflammation with arthritis and dyskeratosis). *Ann Rheum Dis*, **76**：1191-1198, 2017.

22) Yasudo H, Ando T, Maehara A, et al：A possible association between a novel NLRP1 mutation and an autoinflammatory disease involving liver cirrhosis. *Hepatology*(Baltimore, Md), 2021. doi：10.1002/hep.31818.(Online ahead of print)

23) Nomura T：Hidradenitis Suppurativa as a Potential Subtype of Autoinflammatory Keratinization Disease. *Front Immunol*, **11**：847, 2020.

24) Takeichi T, Akiyama M：KLICK Syndrome Linked to a POMP Mutation Has Features Suggestive of an Autoinflammatory Keratinization Disease. *Front Immunol*, **11**：641, 2020.

MB Derma, 312：53-58, 2021.

◆特集／角化症診療マニュアル

ダリエー病とヘイリー・ヘイリー病

高橋健造*

Key words：SERCA2b, SPCA1, ハプロ不全(haplo-insufficiency), カルシウム制御(calcium regulation), 細胞内小器官(subcellular organelle), 角化異常(aberrant keratinization), 棘融解(acantholysis)

Abstract　ダリエー病とヘイリー・ヘイリー病はともに, 細胞内カルシウムポンプをコードする遺伝子の変異による常染色体優性(顕性)遺伝性の皮膚疾患である. それぞれ, 原因遺伝子(ATP2A2, ATP2C1)より転写される, 小胞体あるいはゴルジ体のカルシウムポンプである SERCA2, SPCA1 蛋白の正常な蛋白量が, 健常人に比べ半分近くに低下していることで発症すると理解される. 両疾患とも生下時には全く皮膚症状を示さず, 思春期以降に発症し, 夏期の暑さや発汗により増悪し, 顔や胸部など脂漏部位(ダリエー病)や, 腋窩・股部・乳房下など間擦部位(ヘイリー・ヘイリー病)などの特有の好発部位に発症する. ダリエー病はときに醜形や悪臭を伴う皮疹が思春期以降の顔や胸部に出現し, 年余にわたり特に夏期に悪化する. 患者の QOL は著しく阻害され, ときに社会生活より疎外される原因ともなり, 特にダリエー病は, 遺伝性皮膚疾患のなかでも自殺率の高い疾患とされる. 現時点では著効する治療法は見いだされておらず, 二次感染予防などの対症療法に終始する.

はじめに

　ダリエー病は, ハンガリー生まれのフランス人 Ferdinand-Jean Darier 博士と米国ハーバード大学の James Clark White 博士が, それぞれ独立して 1889 年に報告した. そのため Darier disease のほか, Darier-White disease や keratosis follicularis とも呼ばれる. ヘイリー・ヘイリー病は, 1939 年に米国の Hailey 兄弟(Hugh Edward Hailey and William Howard Hailey)が 4 世代 13 人の患者群を報告し, 同じ疾患を 1933 年には, フランス人皮膚科医の Gougerot 博士が報告しており, Gougerot-Hailey-Hailey disease や, 家族性良性慢性天疱瘡とも呼ばれる. ダリエー病とヘイリー・ヘイリー病を含め, 棘融解を呈し臨床像や病理像が類似する皮膚疾患には, 他にも後天的な

Glover 病(transient/persistent acantholytic dermatosis), あるいは増殖性天疱瘡や, 紅斑性天疱瘡, 疱疹状皮膚炎が挙げられる.

　ダリエー病とヘイリー・ヘイリー病は, 遺伝型や病理像, 臨床像に共通する点も多く, ときに一部の症例では臨床像から必ずしも鑑別ができないこともある. 1999〜2000 年に相次いでこの 2 つの疾患の原因遺伝子として, ATP2A2 と ATP2C1 が同定され, 両者は病態も極めて類似した独立した遺伝性皮膚疾患であると理解された.

疫　学

　海外でのダリエー病の有病率は, 3 万〜10 万人に 1 人と想定されており, スロベニアの調査報告では, 10 万人に 3.8 人, 英国東北部で 3 万 6 千人に 1 人, スコットランドでは 3 万人に 1 人, デンマークでは 10 万人に 1 人と報告されている. いずれも性差はなく, 同様の機序で発症するヘイリー・ヘイリー病も同程度の発症率と考える.

＊　Kenzo TAKAHASHI, 〒903-0215 沖縄県中頭郡西原町字上原 207　琉球大学大学院医学研究科皮膚科学講座, 教授

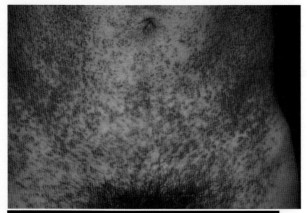

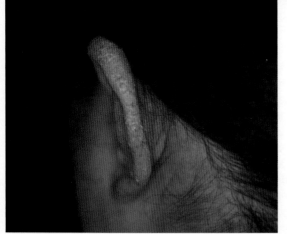

図 1. ダリエー病患者の脂漏部位の腹部(a)と
耳介の皮疹(b)

$$\frac{a}{b}$$

これまでに集積された遺伝子変異情報には，民族特異的なファウンダーエフェクトなどがないことより，日本人でも同じような頻度での有病率と想定され，日本全体で2,000〜4,000人ほどの罹病患者が存在すると考えられるが，多くの軽症例では，難治性の脂漏性皮膚炎や嚢腫性痤瘡，間擦疹，カンジダ性間擦疹として，見逃されている症例も多いと思われる．ダリエー病は難病疾患の指定を受けていないため，本邦の正確な患者数は公表されていない．ヘイリー・ヘイリー病は，家族性良性慢性天疱瘡として指定難病 161 であり，患者数は 300 名以上とされている．

臨床像

ダリエー病，ヘイリー・ヘイリー病ともに稀な遺伝性皮膚病であるが，他の遺伝性皮膚疾患と大きく違う点に，発症が 10 歳代以降と遅く，生下時や発育時期にはなんら症状がないことが挙げられる．

ダリエー病においては，思春期に急に顔面を含む皮疹を発症することや，中枢神経に発現する原因遺伝子の特徴より，うつ病率や自殺率の高い疾患であるともされている．先天性疾患ながら 10 歳代以降に発症し，多くは老年期以降には軽快する．しかし，70 歳代での発症の症例も両者に報告されている．遺伝性疾患として全身の細胞の遺伝子に変異を持つにもかかわらず，主に夏期に脂漏部位あるいは間擦部位という，それぞれ特徴的な部位に限局して症状を呈し，悪化する．

典型的なダリエー病では，黄褐色の痂皮を伴った湿潤した脂っぽい角化性の丘疹が，頭部，顔面(前額部，頬部)，耳介，上肢，胸骨部の胸部，乳房下，腋窩，鼠径部などの脂漏部位や間擦部に生じ，それらが癒合し疣贅状の塊となり浸軟した局面を形成する(図1)．重症例ではより広く集簇する．痂皮が取れた痕にはびらんや潰瘍を形成して浸潤し，悪臭を放つ．この臭いは患者 QOL を著しく阻害し，精神的なストレスとなる．ダリエー病では多くの患者に acrokeratosis verruciformis と呼ばれる，疣贅状の丘疹が足背や手背に多発する．口腔粘膜の白苔や白色小丘疹，口腔内微生物叢の増生，口唇，舌，食道病変の発生も，よりダリエー病に特徴的であり，低身長や爪の低形成や脆弱化，爪甲縦溝，手掌の陥凹，痤瘡様の丘疹の多発なども診断の一助となる．英国のダリエー病患者の報告では，神経精神病やうつ病，躁うつ病，学習障害，自殺企図の頻度が高いとする報告もある．

ヘイリー・ヘイリー病は，浅いびらんや潰瘍や亀裂より疼痛があり，滲出液の多いびらんや痂皮が，頸部，腋窩，乳房下，肛囲，鼠径部，関節屈側面，外傷部の間擦部や被刺激部に生じる．

多くの皮膚の先天性疾患と同様に，胎生期のモザイク変異による限局性のダリエー病やヘイリー・ヘイリー病の病型も存在し，ブラシュコ線に沿って斑状の分布する皮疹を呈する．両者ともに，細菌やヘルペスウイルス，真菌感染を合併し，

伝染性膿痂疹やカポジ水痘様発疹症を併発することがしばしばある．いずれも，梅雨や夏期などの高温多湿な環境や，日光（紫外線）曝露，窮屈な服装などの摩擦刺激，精神的ストレスなどによっても悪化する．

治療と悪化予防と予後

ダリエー病とヘイリー・ヘイリー病とも，機能性蛋白が不足すること（ハプロ不全）による優性（顕性）遺伝性の疾患であり，根本治療は可能ではない．対症療法として，ダリエー病の第一選択としては，日本で承認されている唯一の活性型ビタミンA酸であるエトレチナート（チガソン®）が適応となる．角化の方向性を変化させ，SERCA2b蛋白への依存度を下げることで，丘疹は平坦化しびらんは上皮化に向かう．初期投与量としては5〜10 mg/日ほどの少量から開始し，表皮が菲薄化し痛みを生じないように見極めつつ増量する．特にヘイリー・ヘイリー病では，エトレチナートの使用には繊細なコントロールを必要とする．エトレチナートを中止すると皮疹の再燃は避けられないので，妊娠の可能性や骨の成長発育障害などを考えたうえで，長期投与の計画を立てなくてはならない．

外用薬としては，本邦では入手が難しいが，活性型ビタミンA酸の外用薬は皮疹，潰瘍面の改善に効果がある．尿素軟膏やサリチル酸ワセリン薬などの表皮の角質融解作用のある薬剤や副腎皮質ホルモン剤の混合薬を，症状や季節に応じて使い分けていく．びらん，潰瘍を形成している症例においては上皮化を促進する抗潰瘍薬の外用も併用する．持続する限局性の皮疹には，アブレージョン，電気焼灼，レーザー焼灼，切除縫合，植皮術なども有効なこともあり考慮に入れる．皮疹の急速な悪化時は，単純ヘルペスウイルスの再感染によるカポジ水痘様発疹症や真菌感染による頑癬，黄色ブドウ球菌や溶連菌による表在性感染症をしばしば併発しており，適宜，抗ウイルス剤や抗菌剤を使用する．

特にダリエー病では，夏期に近くなると腋，胸，鼠径部などで発汗により浸潤した悪臭を伴った皮疹が出現し，毎年繰り返される．予防のためには入浴やシャワーを頻繁にし，皮膚を清潔に保ち，外用薬や，ときにはオリーブ油などを使用し痂皮や鱗屑を取り除くよう指導する．10〜20％の塩化アルミニウム水溶液を塗布することで発汗が抑えられ，多少満足感を得られることがあるが，潰瘍面などに使用すると刺激が強く，疼痛もある．紫外線，温熱，湿潤，摩擦などは悪化原因であり，日常生活において，サンスクリーン剤，保湿剤，石鹸による清潔などで，悪化を防ぐよう指導する．

ダリエー病とヘイリー・ヘイリー病とも，生涯にわたる慢性炎症と創傷治癒機転の繰り返しにより，有棘細胞癌の発症母地となり得る．中年期以降の難治性潰瘍は，有棘細胞癌の発生であることも見落とさないように注意する．

病理所見と鑑別診断

ダリエー病やヘイリー・ヘイリー病に特異的な臨床化学や血液検査上の所見はない．

病理組織像において，ダリエー病とヘイリー・ヘイリー病ともに，表皮角化細胞の細胞間接着の低下による基底層上層での棘融解による裂隙形成と，進行した細胞間水疱形成と異常角化を特徴とする．棘融解が表皮層の大部分を占めるほど，広範に及ぶことや，表皮稜の延長を伴う基底層上層の棘融解により，水疱や細胞間隙が縦に走行するようにみえることが特徴であり，自己免疫性水疱症との違いとなる．この棘融解は毛包や汗腺などの付属器を避ける．

ダリエー病においては，顆粒体や円形体と呼ばれる角層から表皮上層で個別角化した好酸性の細胞質を持つ異常角化細胞の出現がより目立つ．ヘイリー・ヘイリー病においては，基底層直上での棘融解，水疱形成がより顕著であり，特に周囲の細胞との細胞間接着を失ったブロック状の棘融解細胞が目立つ．これらの表皮の変化にリンパ球主体の炎症細胞浸潤を伴い，好中球浸潤が強い病変

では，真菌や細菌感背の合併を考える．

病理検査と皮疹の分布や遺伝形式などを考え合わせて，脂漏性皮膚炎や家族性良性慢性天疱瘡，疣贅状表皮発育異常症，Grover 病などとの鑑別を行う．皮膚病変が非典型で軽微な孤発例では，ダリエー病とヘイリー・ヘイリー病の鑑別が必ずしも容易ではなく，遺伝子変異での確認が必要となることもある．

遺伝子変異と病態の理解

ダリエー病とヘイリー・ヘイリー病の疾患の原因遺伝子（ATP2A2, ATP2C1）が同定され，これら遺伝子より転写される細胞内の各々，小胞体とゴルジ体に発現するカルシウム（Ca^{++}）とマンガン（Mn^{++}）イオンの能動性ポンプである SERCA2b，SPCA1 蛋白の正常な蛋白量が，健常人に比べ半分近くに低下していることが発症の原因であり，両者は極めて近似した病態であることが理解された．この発症機序はハプロ不全（haplo-insufficiency）と呼ばれ，2 本の対立遺伝子のうち，1 つの正常な遺伝子からの上記のカルシウムポンプの蛋白発現のみでは，脂漏部位や間擦部位など一部の皮膚で正常な角化制御ができずに，異常角化や細胞間接着の脆弱性を引き起こす．

劣性（潜性）遺伝性疾患にみられるように，大部分の遺伝子は母方か父方由来の一対のアレルのみで必要な蛋白発現は維持され，疾患として描出されることはない．実際，栄養障害型先天性表皮水疱症など劣性（潜性）遺伝性の重度の皮膚疾患患者の両親，兄弟姉妹においても，彼らに何ら皮膚異常や皮膚の質や肌理の違いはない．この一対のアレルでの充足性はハプロ・サフィシエンシー（haplo-sufficiency）と呼ばれる．

しかし一部の遺伝子は，一対のアレルからの mRNA 転写では必要とする蛋白量が不足し，この発症機序がハプロ不全と呼ばれる．多くの場合は，その遺伝子を発現するすべての細胞において病態を呈するわけではなく，特定の負荷のかかる限定的な組織や分化状態において疾患として発症

する．実際，ダリエー病，ヘイリー・ヘイリー病は思春期までは発症せず，思春期以降も夏期の脂漏部位や間擦部位において強い症状を呈する．すなわち，夏期の好発部位の皮膚以外は一対の遺伝子発現でカルシウム代謝を充足させているわけである．同様の機序が，デスモソームの構成蛋白であるデスモグレイン 1 などのナンセンス変異により生じる稀な線状掌蹠角化症においても観察される．この掌蹠角化症はデスモグレイン 1 蛋白のハプロ不全により，加重や強い握力のかかる掌蹠の部位にのみ，鶏眼状，線状に過角化を呈する．足底の角化は，小児期に歩行による加重がかかりだしてから鶏眼状に，手掌の角化は握力の強くなる思春期以降に摩擦のかかる線状に発症し，より物理的摩擦の弱い土踏まずなどの足底や躯幹の皮膚には決して角化症状は呈さない．

ATP2A2, ATP2C1 の変異は，これまでに各々 200 くらいの報告がある．変異型はミスセンス変異が最も多く，ナンセンス変異，フレームシフト変異，スプライシング異常など，どのタイプの変異でも生じており，各民族においてホットスポットも存在せず，ファウンダーエフェクトも確認されていない．このことからも，ダリエー病とヘイリー・ヘイリー病の発症機序がハプロ不全であり，優性ネガティブ変異（dominant negative）や恒常的活性化（constitutive active）ではないことが理解される．

細胞内カルシウム制御

骨や歯牙などの硬組織のカルシウムとは異なり，カルシウムイオンは，生体内ではセカンドメッセンジャーとして情報伝達に機能する．細胞内のカルシウムイオンは細胞外からの刺激を受け，ごく短時間スパイク状に放出され，通常は常に低い濃度を維持する必要がある．この点で必要とされる繊細でダイナミックな制御機構が，他の陽イオンとは大きく異なる．組織中や血中のカルシウムイオン濃度は 1～3 mM であり，一方，非刺激時の細胞内濃度は 10^{-8}～10^{-7}M と，1 万～10

万倍の濃度差に抑制されている．しかし，受容体刺激により急速にカルシウムイオンを細胞内に充満できるように，小胞体やゴルジ体内には $500\,\mu$M と $300\,\mu$M の濃度で貯蔵されている．

　角化細胞内のカルシウムイオンの制御は細胞膜と細胞内小器官（小胞体，ゴルジ体，ミトコンドリアなど）の膜に発現する，多数のカルシウムチャンネルやカルシウムポンプ，カルシウム共役型の受容体によって行われている．細胞内へカルシウムを流入させるポンプやチャンネルとして，細胞膜には，① イノシトール 3 リン酸を介し，間接的にカルシウム濃度を上昇する G 蛋白共役型受容体と，② 直接流入させる受容体作動型カルシウムチャンネル，③ 電位依存性カルシウムチャンネルがある．小胞体やゴルジ体の膜には，④ IP3 受容体やリアノジン受容体があり，受容体刺激により急速にカルシウムを細胞質内へ放出する．受容体刺激時の細胞内カルシウム濃度は，10^{-6}〜10^{-5}M へと非刺激時の 100 倍の濃度に，主に IP3 受容体を介しゴルジ体や小胞体より瞬時に放出される．一方，⑤ 細胞膜の Na-Ca 共役型ポンプなどと，⑥ 小胞体やゴルジ体膜の SERCA2b，SPCA1 のカルシウムポンプが，細胞質内のカルシウム濃度を低下させる．

　特に，角化細胞内では ①，②，④，⑥ が強く機能しており，小胞体やゴルジ体膜の SERCA や SPCA などのカルシウムポンプ蛋白は，角化細胞への刺激を速やかに脱興奮させるのに極めて重要である．さらに，この細胞内カルシウムイオンの増減は，ギャップ結合を介して隣接する角化細胞間で共有される．すなわち，ダリエー病とヘイリー・ヘイリー病では，SERCA2b や SPCA1 のカルシウムポンプ蛋白の発現量低下により，細胞質内のカルシウム濃度が上昇するとともに，小胞体やゴルジ体のカルシウム濃度が低下する両面の障害が生じている．また，SERCA や SPCA 型のカルシウムポンプには複数の同位体があり，これらが多くの組織においては SERCA2b と SPCA1 の機能を代償している．

　ダリエー病とヘイリー・ヘイリー病の症状は，これらの複合的な作用であるとともに，SERCA2b や SPCA1 の同位体発現により，どの程度，機能的代償がなされるかにより決定される．大部分の臓器では SERCA3 が小胞体に発現しており，ダリエー病における SERCA2b の発現低下を代償していると考えられるが，表皮角化細胞では SERCA3 の発現がないため，ダリエー病の症状が表皮と一部の中枢神経に限定されると考えられる．

　一方，ヘイリー・ヘイリー病の原因である SPCA1 蛋白は，すべての臓器に発現する普遍的なポンプであるが，角化細胞のゴルジ体においては，他の細胞では発現する SERCA 蛋白がゴルジ体で発現しないため，*ATP2C1* の異常によるヘイリー・ヘイリー病は特に表皮に限定した表現形を示すと考えられる．表皮以外では，SPCA1 蛋白のハプロ不全は，ゴルジに共存する SERCA 蛋白により代償されると考えられる．この厳密なカルシウム代謝の重要性は神経細胞のみならず，表皮角化細胞においては，基底層から角層へのカルシウム濃度勾配により，自律的な角化の制御を行っている．

　角化細胞内のカルシウム濃度の異常により，デスモゾームとこれに架橋するケラチン線維の発現異常をきたし，正常な角化過程を経ることなく，個別角化，異常角化，表皮細胞間の接着の脆弱化を引き起こすと考えられる．実際，ダリエー病の早期病変部の電顕観察では，デスモゾームの断裂と内在化，ケラチン線維の核周囲での凝集，個別角化細胞でのインボルクリンなどの角層蛋白の早期異常発現，アポトーシスが観察されている．

ダリエー病とヘイリー・ヘイリー病の相同性と相違の考察

　ダリエー病とヘイリー・ヘイリー病の好発部位や発症部位の違いなどは，原因蛋白である SERCA2b，SPCA1 の発現部位と，代償性に働く細胞内小器官のカルシウムポンプの発現分布で説明されると考えられる．ダリエー病とヘイリー・ヘイ

リー病に共通する基底層上層での棘融解による裂隙形成や異常角化などの病態は，共通した細胞内カルシウム濃度の上昇による病態であると考えられる．

　一方，ダリエー病における他臓器症状や中枢神経症状の併発，より強い個別角化や異常角化と，ヘイリー・ヘイリー病で目立つブロック状の棘融解細胞など，両者で若干異なる臨床像や病理所見などは，小胞体やゴルジ体のカルシウム濃度が低下することによる独自の影響が寄与すると考える．細胞内小器官のカルシウムポンプの機能の解析は，thapsigargin などの特異的阻害剤の存在する SERCA2 においてより進んでいる．小胞体の SERCA2b 発現の低下により，デスモプラキン蛋白の輸送障害によるデスモゾームの未成熟，スフィンゴリピッド合成障害やアポトーシスの亢進，糖負荷や蛋白の折りたたみ異常によるデスモゾーム蛋白の機能不全などが報告されている．ゴルジ体の SPCA1 の欠乏では，酸化ストレスの亢進と続発する Notch1 遺伝子の発現低下，アクチン線維再構成の遅延，細胞内 ATP の低下，インボルクリン蛋白の合成低下などが報告されている．しかし，実際の培養細胞や遺伝子欠損モデルマウスにおいても，細胞内カルシウムの上昇と，小胞体あるいはゴルジ体内カルシウムの枯渇の影響を明瞭に区別することは難しい．SPCA1 や SERCA2 ノックアウトマウスにおいては，両者ともヒト患者のような皮膚病変は誘導されないが，

成長とともに疣贅様変化や有棘細胞癌が発生することが報告されている．

引用文献

1) Darier FJ：Psorospermose folliculaire végétante. *Annales de Dermatologie et de Syphiligraphie*, **10**：597-612, 1889.
2) White JC：A case of kcratosis（icthyosis）follicularis. *Cutan Genitourin Dis*, **7**：201-209, 1889.
3) Hailey H, Hailey H：Familial benign chronic pemphigus. Report of 13 cases in four generations of a family and report of 9 additional cases in 4 generations of a family. *Archiv Dermatol Syphilol*, **39**：679-685, 1939.
4) Gougerot AH：Forme de transition entre la dermatite polymorphe douloureuse de Brocq-Duhring et le pemphigus congénital familial héréditaire. *Annales de Dermatologie et de Syphiligraphie*, **5**：255, 1933.
5) Sakuntabhai A, Ruiz-Perez V, Carter S, et al：Mutations in ATP2A2, encoding a Ca2+ pump, cause Darier disease. *Nat Genet*, **21**(3)：271-277, 1999. doi：10.1038/6784.
6) Hu Z, Bonifas JM, Beech J, et al：Mutations in ATP2C1, encoding a calcium pump, cause Hailey-Hailey disease. *Nat Genet*, **24**(1)：61-65, 2000. doi：10.1038/71701.
7) Sewon K, et al eds：Chapter 50：Acantholytic Disorders of the Skin. Fitzpatrick's DERMATOLOGY, 9th ed, McGraw-Hill, New York, pp. 877-901, 2019.

MB Derma, 312：59-66, 2021.

◆特集／角化症診療マニュアル
汗孔角化症の診断と病態

久保亮治*

Key words：メバロン酸経路(mevalonate pathway)，汗孔角化症(porokeratosis)，ミベリ(Mibelli)，クヌードソンのツーヒット仮説(Knudson's two-hit hypothesis)

Abstract 汗孔角化症(porokeratosis)は，1893年にVittorio Mibelliによって初めて記載された皮膚疾患で[1]，皮膚科の日常の診療において，しばしば診察する機会のある疾患である．いくつかの病型が知られているが，中年～老年期に，四肢を中心にほぼ全身に皮疹が出現するdisseminated superficial actinic porokeratosis(日光表在播種型／播種状表在性光線性汗孔角化症)が，最も日常臨床で遭遇する機会が多い．次に多いのがミベリの局面型(ミベリ型)あるいは古典型と呼ばれる，幼少期から鶏卵大程度までの局面が単発で出現するタイプの汗孔角化症である．その他に，掌蹠型，線状汗孔角化症，巨大な局面を呈するporokeratosis ptychotropicaなどが知られている．原因遺伝子が明らかになってきたことで，今後，臨床症状と原因遺伝子から病型を再分類していく必要がある．

汗孔角化症の基本的な病型

これまでの記載皮膚科学としての主な分類は以下の5つである．

① ミベリ型(古典型あるいはミベリの局面型)汗孔角化症：Plaque type of Mibelli

② 日光表在播種型(播種状表在性光線性)汗孔角化症：Disseminated superficial actinic porokeratosis(DSAP)

③ 表在播種型汗孔角化症：Disseminated superficial porokeratosis

④ 掌蹠播種型汗孔角化症：Porokeratosis palmaris et plantaris disseminata(PPPD)

⑤ 点状掌蹠型汗孔角化症：Porokeratosis punctata palmaris et plantaris(PPPP)

主な病型の臨床像を図1に示す．このうち②～④は，近年の遺伝学的な解析結果から，メバロン酸経路の4つの酵素をコードする遺伝子(*MVK*,

* Akiharu KUBO，〒160-8582 東京都新宿区信濃町35 慶應義塾大学医学部皮膚科学教室，准教授

PMVK, *MVD*, *FDPS*)のいずれかに生まれつきの変異を持つヒトが発症することがわかってきた[2][3]．原因遺伝子と症状の正確な対応づけには，今後のさらなる症例蓄積を待たねばならないが，これまでの報告例から推察するに，症状の分布によって同一の疾患に別々の名前が付けられてきた可能性が高い．すなわち播種性に出現した皮疹が，主に日光露光部に分布していれば②，日光との関連があまり明らかでない分布であれば③，掌蹠にのみに分布していれば④，掌蹠にもそれ以外の皮膚にも分布していれば⑤，という具合である．実際，様々な分布を示す患者から，同一の遺伝子変異が同定されてきている[2][3]．以下の本稿では，②～④を単に「播種型」と記載する．

汗孔角化症の特殊な病型

さらに，汗孔角化症には以下の2つの特殊型がある．

ⓐ 線状汗孔角化症：Linear porokeratosis

ⓑ Porokeratosis ptychotropica

線状汗孔角化症には，上記の基本病型①(ミベ

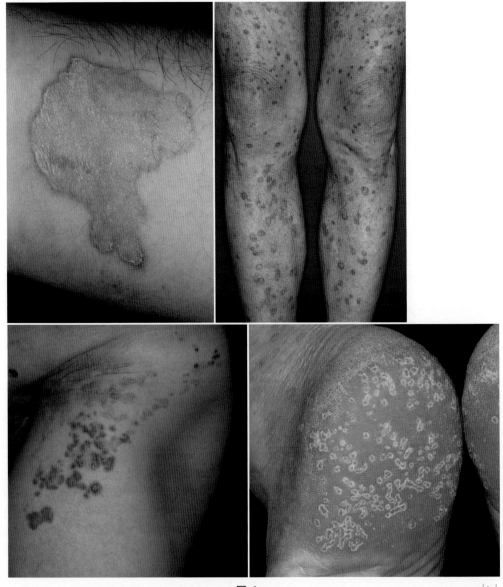

図 1.

a：32 歳，男性．ミベリの局面型．小児期発症
b：74 歳，男性．播種型汗孔角化症
c：54 歳，男性．小児期から播種型汗孔角化症タイプの皮疹がブラシュコ線に
　沿って分布している線状汗孔角化症（文献 10 より引用）
d：74 歳，男性．足底に出現した播種型汗孔角化症

a	b
c	d

リ型）が小児期から線状に分布するタイプと，基本病型 ②〜④（播種型）が小児期から線状に分布するタイプがある．Porokeratosis ptychotropica は非常に珍しいタイプで，殿裂部から臀部の広範囲に拡がるタイプであり，これまで原因遺伝子として報告されているのは，上記の 4 つの遺伝子のうち *MVK* のみである[3]．

汗孔角化症の皮疹の性状と由来

汗孔角化症の皮疹は円形または環状になることが特徴である．拡大鏡を用いれば，肉眼でも皮疹の辺縁部にコルノイドラメラの形成をみることができる．日常臨床での診断のコツとして，皮疹をアルコール綿で軽く拭った後，水性ペンで色を塗

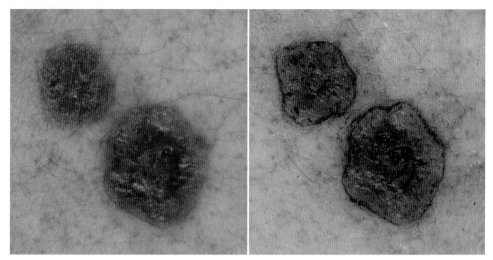

図 2. 水性ペンを用いたコルノイドラメラの確認方法
（久保亮治：皮膚病診療，42：650-655，2020．より引用）

アルコール綿で皮疹を濡らしてから水性ペンで皮疹を塗りつぶし，その後でもう一度，アルコール綿でインクを拭き取る．コルノイドラメラは必ず皮疹の内側に向かって傾いてそびえているため，環状になっているコルノイドラメラの内側の面に水性ペンのインクが残り，容易にコルノイドラメラを可視化することが可能である．汗孔角化症の臨床診断に有用である．また，生検により汗孔角化症を診断する場合は，コルノイドラメラを含むように，皮疹の辺縁部を含んだデザインとすることが重要である．

り，再度アルコール綿で拭き取ると，コルノイドラメラにインクが残るため，皮疹を容易に可視化することができる（図2)[4]．病理学的には，皮疹辺縁においてコルノイドラメラの形成と苔癬型炎症反応がみられる．汗孔角化症という病名は，孔という意味のラテン語（porus）に由来する．しかし，1つ1つの皮疹は実は，汗孔とは何の関係もない．ではこの皮疹の正体は何なのだろう？　1970年にReedらは，病理組織の観察から，汗孔角化症の1つ1つの皮疹は異常なケラチノサイトクローンが増殖して生じているという説を唱えた[5]．1つの異常な幹細胞に由来する細胞が増殖して，徐々に陣地を拡大してコロニーを形成し，その辺縁部でコルノイドラメラが形成されると考えたのである．しかし，その後50年近くの間，この説は証明されてこなかった．今回，我々が見いだした汗孔角化症の発症原理は，Reedらの卓見が正鵠を射ていたことを明らかにした．

汗孔角化症の原因遺伝子

汗孔角化症は一般的に孤発例が多いと考えられているが，実は優性（顕性）遺伝する遺伝性疾患で

ある．線状汗孔角化症や播種型汗孔角化症の家族例における遺伝子変異解析を通じて，2012年に*MVK*，2015年には*MVD*，*FDPS*，*PMVK*という，いずれもメバロン酸経路の酵素をコードする遺伝子が，汗孔角化症の原因遺伝子として同定された[2)3)]．それ以外に，*SLC17A9*という12回膜貫通蛋白をコードする遺伝子も，播種型汗孔角化症の原因遺伝子として報告されている[6]．線状汗孔角化症と播種型汗孔角化症は，1つの家系内にそれぞれの患者がみられることや，ときに1人の患者皮膚に両方の皮疹が現れることが知られている[7]．また，いずれの型の患者からも，上記のメバロン酸経路の酵素をコードする遺伝子の変異が報告されている[3]．ではなぜ，同じ遺伝子に変異を持つ人が，ある人は幼少期から身体の一部分に集簇して皮疹を生じる線状汗孔角化症となり，ある人は中高年になってから四肢を中心に全身に皮疹を生じる播種型汗孔角化症となるのだろうか？

線状の皮疹を生み出すメカニズム

皮膚に線状の皮疹を生み出すメカニズムは複数知られている．遺伝性疾患で線状の皮疹が現れる

メカニズムの代表が遺伝的モザイクであり，その線は1901年にこの模様を報告した，ドイツ人皮膚科医 Alfred Blaschko の名前を冠して，ブラシュコ線と呼ばれる[8]．ブラシュコ線は，発生の過程で胚細胞が体表を遊走した痕跡と考えられている．すなわち，細胞（ケラチノサイト）が分裂を繰り返し，娘細胞を足跡のように残しながら（残った娘細胞はその場で増殖して，ある範囲の皮膚を占める）移動した痕跡が，模様となって残る．ブラシュコ線の模様は，神経，筋肉，血管，リンパ管の走行とは関連しない．ケラチノサイトに遺伝的なモザイクがあるとき，性質の異なる2種類のケラチノサイトの分布パターンが，ブラシュコ線という模様となって現れる．線状汗孔角化症の皮疹はブラシュコ線に沿うため，何らかの後天的な遺伝学的変化を生じた細胞が発生過程においてブラシュコ線に沿って分布し，線状汗孔角化症の皮疹を作り出していると考えられた．

線状汗孔角化症の発症メカニズム

2019年，Keith Choate らの研究グループと我々の研究グループはそれぞれ独立に，線状汗孔角化症の皮疹では，遺伝学的なセカンドヒットが生じていることを報告した[9][10]．我々は MVD にヘテロ接合性に生まれつきの変異を持つ2名の線状汗孔角化症の患者から，それぞれ複数箇所の皮疹を生検し，それぞれを酵素処理して表皮と真皮に分離した後，皮疹において生じている遺伝学的な異常を調べることにより，病変部のケラチノサイトがセカンドヒットを有していることと，複数箇所の皮疹を比較すると，それぞれが同一のセカンドヒットを有していることを示した（セカンドヒットのメカニズムについては後述する）．すなわち，汗孔角化症の皮疹は変異したケラチノサイトのコロニーと考えられる．線状汗孔角化症を持つ患者は，親から受け継いだ病原性変異をヘテロ接合性に（すなわち，父親由来または母親由来のアレルのどちらか1つに），生まれつき持っている．胎内における発生過程において，ある1つの幹細胞に

遺伝学的な異常が生じ，2つのアレルともが欠損した細胞を生じ，その細胞が分裂増殖し，ケラチノサイトに分化して分布した範囲に線状汗孔角化症の皮疹が生じると考えられた．

播種型汗孔角化症の発症メカニズム

線状汗孔角化症の解析から，汗孔角化症の皮疹1つ1つが変異したケラチノサイトのコロニーであるという，Reed らによる仮説が初めて証明された．となると，自然と次の疑問が心に浮かぶはずである．すなわち，播種型汗孔角化症において，四肢を中心に全身に散在する皮疹は，1つ1つが変異ケラチノサイトのコロニーなのではないだろうか？　という疑問である．そこで我々は，播種型汗孔角化症の患者7名を研究にリクルートし，それぞれから複数箇所の皮疹を生検し，遺伝学的な検索を行った[10]．まず血液由来のゲノム DNA を調べたところ，6名が MVD に，1名が MVK に，ヘテロ接合性の変異を有していた．驚いたことに，6名の MVD 変異はすべて同一の c.746T＞C 変異であり，これは2015年に中国の研究グループから汗孔角化症の原因遺伝子変異として報告されたものであった[3]．本変異は創始者変異としてアジア人に多くみられる変異と考えられる（ちなみに欧米人に多くみられる創始者変異は，MVD の c.70＋5G＞A 変異と思われる[9][11]）．

次に，それぞれの症例から複数箇所の皮疹を生検し，検体を酵素処理により表皮と真皮に分離し，表皮と真皮のそれぞれからゲノム DNA を採取して解析した．すべての皮疹から，表皮特異的にセカンドヒットが検出された．線状汗孔角化症においては，1人の患者から検出されるセカンドヒットは1種類であったが，播種型汗孔角化症では，1つ1つの皮疹はそれぞれ独立に生じた別々のセカンドヒットを有していた．予想通り，汗孔角化症の皮疹1つ1つは，それぞれが独立にセカンドヒットを生じた変異ケラチノサイトのコロニーであった．

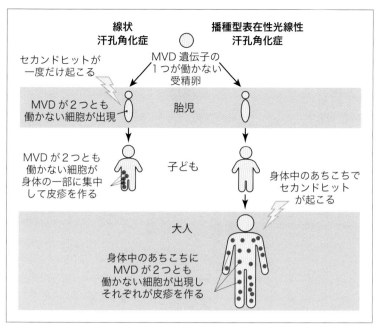

図 3. 汗孔角化症の発症メカニズム(文献 10 より引用)
セカンドヒットが生じるタイミングによって, 線状汗孔角化症となるか,
播種型汗孔角化症となるかが決まる.

「線状」と「播種型」の 汗孔角化症が起こる仕組み

　以上の解析から, セカンドヒットが, いつどこで起こるかによって, 汗孔角化症を発症する時期と症状の分布パターンが決まることが明らかになった. 小児期に発症する線状汗孔角化症では, 別々の皮疹がすべて同一のセカンドヒットを持っていた. すなわち, 胎児期に 1 つの細胞でセカンドヒットが生じ, 身体が作られていく過程で, その細胞が増殖して拡がった結果, 身体の一部に線状に分布する汗孔角化症の皮疹ができたと考えられた. 一方, 大人になってから発症する播種型汗孔角化症では, 身体中に散らばる 1 つ 1 つの皮疹は, それぞれ別々のセカンドヒットを持っていた. すなわち, 大人になってから皮膚のあちこちで別々にセカンドヒットが起こり, セカンドヒットが起こったそれぞれの細胞が増殖して皮疹を作ったと考えられた(図 3)[10].

セカンドヒットが起こる仕組み

　1991 年に Rudolf Happle は, 播種型汗孔角化症と線状汗孔角化症の皮疹の分布と, この 2 種類の汗孔角化症がときとして同一家系内にみられたり, 一患者に併発したりする報告例から, 生まれつきヘテロ接合性に原因遺伝子変異を持っている人にセカンドヒットが生じて汗孔角化症が発症するという仮説を提唱し, 特に線状汗孔角化症の発症に染色体相同組換えが関わっているのではないかと予想した[12]. 今回の解析結果は Happle の予想を裏付けるものとなった. 線状汗孔角化症においては, Choate らの 3 例のうち 1 例, 我々の 2 例のうち 1 例が, 染色体相同組換えによるセカンドヒットであった[9)10]. また, 播種型汗孔角化症の解析では, 我々の 7 例から生検した合計 40 皮疹中 26 皮疹が, 染色体相同組換えにより生じたと考えられる部分片親性ダイソミー(あるいは copy-neutral loss of heterozygosity(染色体数異常を伴わないヘテロ接合性の喪失))と呼ばれるセカンドヒットであった(図 4). また Choate らの線状汗孔角化症の 3 例中 2 例, 我々の線状汗孔角化症の 2 例中 1 例, 播種型汗孔角化症の 40 皮疹中 10 皮疹は, 塩基置換や塩基欠損による遺伝子変異であった. その 10 皮疹のうち 8 皮疹では, C>T または

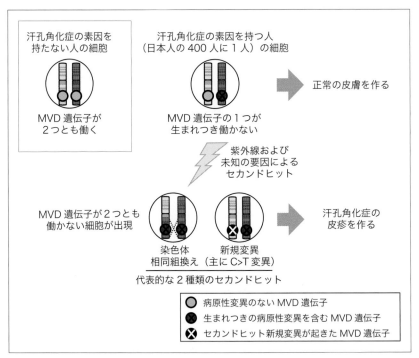

図 4. セカンドヒットを生じる主なメカニズム
(久保亮治：皮膚病診療，42：650-655，2020．より引用)
染色体相同組換えによる病原性変異のヘテロ接合性の消失，または野生型アレルに
de novo に生じた変異が，セカンドヒットの主なメカニズムであった.

CC>TT という紫外線により誘発されたと考えられる塩基置換が生じていた(図4).

以上のように，汗孔角化症の皮疹を生み出すセカンドヒットの仕組みは，主に染色体の相同組換えと，紫外線による塩基置換であった．染色体相同組換えは，特に紫外線曝露との強い相関はないと考えられる．播種型汗孔角化症の皮疹の分布が，日光曝露との関連がありそうにみえる場合となさそうにみえる場合があるという理由の1つは，セカンドヒットを引き起こす2つの主な原因の片方だけが，紫外線曝露に関連するからなのかもしれない.

皮疹が環状になる仕組み

汗孔角化症の1つ1つの皮疹は円形，あるいは環状である．この皮疹の形の謎を解くために，我々は環状の皮疹を選んで，輪の外側のラインに沿ってパンチバイオプシーを行い，その検体において輪の内側のラインに沿って，よりサイズの小さいトレパンを用いて中央部の常色の皮膚をくり抜き，くり抜いた中央部の皮膚と，その外側の輪の部分の皮膚を比較した．その結果，中央部の常色皮膚の表皮は，セカンドヒットを持つケラチノサイトでほぼ埋め尽くされていたのに対し，輪の部分の表皮は，セカンドヒットを持つ細胞と持たない細胞がほぼ1：1で混在していた．すなわち，汗孔角化症の1つ1つの皮疹は，その中心部においてセカンドヒットを起こした1つの幹細胞に由来しており，その細胞が増殖して遠心性に陣地を拡げていった結果，円形や環状の形をした汗孔角化症の皮疹が生じると考えられた(図5)[10]．この結果は，Reed らによって提唱された，「変異を起こした細胞が増殖して拡がることで汗孔角化症の皮疹が生じている」という仮説を直接的に証明したことになった．なぜコロニーの辺縁部において特異的に苔癬型の炎症反応が生じ，コルノイドラメラが生じるのか，その分子メカニズムを今後明らかにすることが，新たな汗孔角化症の治療法の開発に直結すると期待される.

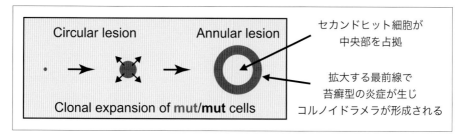

図 5. 環状の皮疹を生じるメカニズム
（久保亮治：皮膚病診療，42：650-655，2020. より引用）
セカンドヒットを生じた細胞がクローン増殖してコロニーを形成するために円形の皮疹を
生じる．炎症反応が皮疹の辺縁で主に生じるために，環状の炎症/色素沈着を引き起こす．

残された謎

　我々が遺伝子変異を調べた9名の汗孔角化症患者のうち実に7名が，*MVD* の c.746T＞C という変異をヘテロ接合性に有していた．そこで東北メガバンクのデータベースを調べたところ，およそ400人に1人が本変異をヘテロ接合性に有していることが明らかとなった．海外のデータベースではそこまで本変異を持つ人が多くないこと，中国からの汗孔角化症の報告には本変異が含まれていることなどから，本変異はアジアに多い変異で，特に日本人に多い変異であると考えられる．我々の日常の皮膚科診療において，そこまで汗孔角化症患者の数が多くないことから，本変異の浸透率（変異を持つ人の中で，実際に発症する率）は100％ではないと考えられる．多数の皮疹を生じる播種型汗孔角化症患者と，変異を有するが皮疹をほとんど生じない保因者との間で何が異なるのか，今後解明すべき謎である．また，体細胞における染色体相同組換えを引き起こす主な要因が何であるかも，まだよくわかっていない．塩基置換による変異については，C＞T 変異が多くみられたことから紫外線が主な要因であると考えられるが，実は播種型汗孔角化症患者のなかで，顔に皮疹が現れるのは15％程度と報告されている[13]．最も紫外線に曝露される顔よりも，むしろ四肢に汗孔角化症が多発するのはなぜなのか，病態メカニズムと合わせて興味深い謎である．

汗孔角化症の治療

　2020年，Choate らの研究グループより，メバ

ロン酸経路の上流をスタチンによってせき止めるスタチン外用療法が，線状汗孔角化症の皮疹に有効であることが報告された[14]．本治療法がなぜ効果を発揮するのか，その分子メカニズムは未知であるが，メバロン酸経路の酵素の変異による病態を，その経路の上流の酵素反応を薬剤により阻害することで治療可能かもしれない，という知見は，今後の汗孔角化症の病態解明と，新たな治療法開発へと結びつく重要な成果である．今後，汗孔角化症の病態がさらに明らかになり，本症に苦しむ患者の方々に効果的な治療法を届けられる日がすぐ近くまできていることを実感する．

文　献

1) Mibelli V：Contributo allo studio della ipercheratosi dei canali sudoriferi. *G Ital Mal Ven*, **28**：313-355, 1893.

2) Zhang SQ, Jiang T, Li M, et al：Exome sequencing identifies MVK mutations in disseminated superficial actinic porokeratosis. *Nat Genet*, **44**：1156-1160, 2012.

3) Zhang Z, Li C, Wu F, et al：Genomic variations of the mevalonate pathway in porokeratosis. *Elife*, **4**：e06322, 2015.

4) Navarrete-Dechent C, Uribe P, Marghoob A：Ink-enhanced dermoscopy is a useful tool to differentiate acquired solitary plaque porokeratosis from other scaly lesions. *J Am Acad Dermatol*, **80**：e137-e138, 2019.

5) Reed RJ, Leone P：Porokeratosis—a mutant clonal keratosis of the epidermis. I. Histogenesis. *Arch Dermatol*, **101**：340-347, 1970.

6) Cui H, Li L, Wang W, et al：Exome sequencing

identifies *SLC17A9* pathogenic gene in two Chinese pedigrees with disseminated superficial actinic porokeratosis. *J Med Genet*, **51** : 699–704, 2014.

7) Happle R : Mibelli revisited : a case of type 2 segmental porokeratosis from 1893. *J Am Acad Dermatol*, **62** : 136–138, 2010.

8) Blaschko A : Die Nervenverteilung in der Haut in ihre Beziehung zu den Erkrankungen der Haut, W. Braumèuller (Wien), Leipzig, 1901.

9) Atzmony L, Khan HM, Lim YH, et al : Second-Hit, Postzygotic *PMVK* and *MVD* Mutations in Linear Porokeratosis. *JAMA Dermatol*, **155** : 548–555, 2019.

10) Kubo A, Sasaki T, Suzuki H, et al : Clonal Expansion of Second-Hit Cells with Somatic Recombinations or C>T Transitions Form Porokeratosis in MVD or MVK Mutant Heterozygotes.

J Invest Dermatol, **139** : 2458–2466. e2459, 2019.

11) Jägle S, Juratli HA, Hickman G, et al : Porokeratosis Plantaris, Palmaris et Disseminata Caused by Congenital Pathogenic Variants in the *MVD* Gene and Loss of Hetero-zygosity in Affected Skin. *Acta Derm Venereol*, **101** : adv00397, 2021.

12) Happle R : Somatic recombination may explain linear porokeratosis associated with disseminated superficial actinic porokeratosis. *Am J Med Genet*, **39** : 237, 1991.

13) Sertznig P, von Felbert V, Megahed M : Porokeratosis : present concepts. *J Eur Acad Dermatol Venereol*, **26** : 404–412, 2012.

14) Atzmony L, Lim YH, Hamilton C, et al : Topical cholesterol/lovastatin for the treatment of porokeratosis : A pathogenesis-directed therapy. *J Am Acad Dermatol*, **82** : 123–131, 2020.

MB Derma, 312：67-72, 2021.

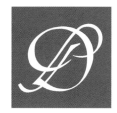

◆特集／角化症診療マニュアル

炎症性角化症の病理組織と鑑別診断

柳原茂人*

Key words：炎症性角化症(inflammatory hyperkeratotic dermatosis)，病理組織診断(histopathological diagnosis)，乾癬(psoriasis vulgaris)，ジベル薔薇色粃糠疹(pityriasis rosea Gibert)，毛孔性紅色粃糠疹(pityriasis rubra pilaris)，乾癬型薬疹(psoriasis-like drug eruption)，類乾癬(parapsoriasis)

Abstract　炎症性角化症の病理診断については，psoriasiform dermatitis(乾癬様パターンをとる炎症性皮膚疾患)の代表である尋常性乾癬の病理組織像を押さえておく必要がある．それを基準として，鑑別となる各疾患に現れる病理組織像と，それぞれの鑑別点を解説する．

乾癬類症の病理組織，つまり psoriasiform dermatitis(乾癬様パターンをとる炎症性皮膚疾患)を扱う際は，その代表的な疾患である乾癬における典型的な病理組織像をきっちり押さえておく必要がある．それを基準として，鑑別となる各疾患に現れる病理組織像と，それぞれの鑑別点を解説する．

尋常性乾癬

四肢伸側，腰背臀部，頭皮などに境界明瞭な厚い雲母状鱗屑をのせる浸潤性紅斑が生じる．乾癬にはいくつかの特徴的な病理所見が現れる．つまり，① 水平方向に連続して癒合した錯角化(confluent parakeratosis)，② Munro 微小膿瘍，③ 顆粒層の消失，④ 垂直および水平方向に揃った表皮突起の延長(図 1)，⑤ 真皮乳頭上方表皮(suprapapillary plate)の菲薄化，⑥ 真皮乳頭の上方への延長，⑦ 真皮乳頭の浮腫，⑧ 真皮乳頭の毛細血管の拡張・蛇行(dilated and tortuous capillary)，⑨ 真皮乳頭毛細血管からの炎症細胞の射出(squirting papilla)，⑩ 好中球の表皮内浸潤(図 2)，な

どである．それぞれ，乾癬という疾患の病態を反映して現れているようにも受け取れ，あたかも細胞たちが意思を持ってその形態になったかのように思えるのである．また，それぞれの所見は乾癬皮疹の個々に等しく現れるということではなく，乾癬の病期で異なる病理組織像が現れることが診断を難しくさせ，同時に面白くさせているのである．最盛期の乾癬では，錯角化を伴った過角化が広範囲においてみられ，顆粒層は消失し，表皮突起の延長が規則正しく揃う．延長した表皮突起の下端は棍棒様に肥厚し，隣同士の表皮突起と接触することも稀ではない．しかし，乾癬初期病変からの組織像は，錯角化は部分的にしかみられず，しかも小丘状の形態をとる(mound-like parakeratosis)．表皮肥厚も部分的に，しかも軽度にとどまり，表皮には部分的に海綿状態が現れる．最盛期とは全く異なる組織像を呈する．遷延性病変では，顆粒層が楔状に出現し，表皮の延長は規則的ではあるが少なくなっており，真皮乳頭上方の表皮菲薄も軽度になる．つまり慢性湿疹の像と類似してくる．Lever の教本では，① 小丘状の錯角化，② Kogoj 微小海綿状膿瘍，③ Munro 微小膿瘍の3つが尋常性乾癬の診断に重要であるとされている．特に，後者の2者を欠く場合は，組織学

* Shigeto YANAGIHARA，〒589-8511 大阪狭山市大野東 377-2　近畿大学医学部皮膚科学教室，講師

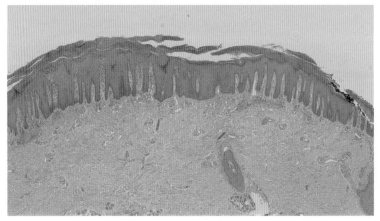

図 1. 尋常性乾癬（HE×40）
Regular acanthosis

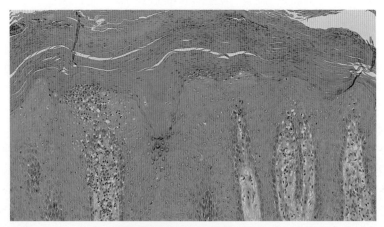

図 2. 尋常性乾癬（HE×100）
好中球の表皮内浸潤

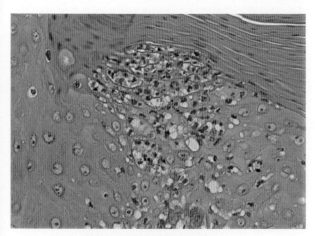

図 3. 尋常性乾癬（HE×400）
Kogoj 微小海綿状膿瘍

的に乾癬とは診断し難いとまで述べられているので，乾癬の診断にはこれらの所見が必須であるとされている．ここで，Kogoj 海綿状膿瘍といえば，

汎発性膿疱性乾癬の所見だと思われがちであるが，乾癬に出現するのはこれの小型版で，膿海を形成せずとも出現する角層下の微小膿瘍である（図 3）．診断のコツは，角層下に数個の好中球が集まって形成された膿疱が泡状・海綿状に集簇し，その間には好酸性に変性して細くなった角化細胞が存在する様子を見つけることである[1]．

以上の情報を考慮に入れて，病理組織像とそれを採取した皮疹の性状，全体の臨床像と突き合わせながら診断を行う必要がある疾患の 1 つが乾癬である．

鑑別診断は他の psoriasiform dermatitis を呈する疾患であり，Ackerman らにより提唱されたパターン分析に基づくアルゴリズム診断[2]と三砂の講義録[3]をもとに，鑑別点について表 1 にまとめ

表 1. 乾癬様表皮肥厚パターンを呈する炎症性皮膚疾患

		浸潤炎症細胞	鑑別点	疾患名
乾癬様表皮肥厚	乾癬様肥厚のみ	リンパ球主体	均等に延長した表皮稜，好中球の集塊を含む不全角化層，真皮乳頭層の拡張・蛇行する毛細血管.	尋常性乾癬
			部分的な海綿状態，血清を含む不全角化層.	アレルギー性接触皮膚炎 貨幣状湿疹 異汗性湿疹後期
			正常角化と不全角化が垂直・水平方向に交互に配列. 好中球浸潤なし.	毛孔性紅色粃糠疹
			表皮と毛包漏斗部に海綿状態，不全角化層.	脂漏性皮膚炎
			乾癬の組織像と酷似(好中球を含む不全角化層). 角層内真菌(Sandwich sign).	白癬
			厚く密な正常角化，顆粒層肥厚. 肥厚した真皮乳頭層で垂直に走る粗い膠原線維束.	慢性単純性苔癬 結節性痒疹
	苔癬状炎症細胞浸潤を伴う		表皮・真皮境界部がリンパ球浸潤で不明瞭. 軽度の海綿状態，表皮細胞壊死. 毛包，エクリン汗管周囲の顕著なリンパ球浸潤.	線状苔癬
			表皮内にリンパ球が散在するが，海綿状態を伴わない. リンパ球浸潤に満ちた真皮乳頭層. 不規則に配列する針金様の膠原線維.	菌状息肉症
			不全角化層(無顆粒層)と正常角化層(しばしば密・顆粒層肥厚)が交互に存在.	炎症性線状疣状表皮母斑
		形質細胞と組織球	真皮乳頭層・上層の帯状細胞浸潤内の組織球，形質細胞.	梅毒二期疹

た．左の列より，フロチャート形式で診断を進めることができるようになっているので参考にされたい．

ここで，病理組織学的，臨床像ともに乾癬と非常に鑑別が困難な場合のある，脂漏性皮膚炎との鑑別について述べる．脂漏性皮膚炎の病理組織学的特徴は，好中球を含んだ毛孔近くの痂皮，毛孔開口部近傍の錯角化を伴う過角化，軽度の乾癬様表皮肥厚，部分的な海綿状態，真皮乳頭の軽度浮腫，などである．教科書などでは脂漏性皮膚炎と尋常性乾癬の病理組織学的鑑別点は表2[4]のように記載されることが多いが，実際には特に頭皮や生え際の皮疹において，鑑別困難なケースを多く経験する．

以上の乾癬の組織像を踏まえたうえで，他のpsoriasiform dermatitis を呈する病理組織学的診断について述べていきたい．

毛孔性紅色粃糠疹

四肢伸側，胸腹部などに毛孔性丘疹の癒合した乾癬様局面が生じ，おろし金様の触感を呈する．掌蹠はびまん性の角化局面をみる．病理組織で

表 2. 尋常性乾癬と脂漏性皮膚炎の病理組織学的鑑別点

	尋常性乾癬	脂漏性皮膚炎
表皮突起の延長	規則的/棍棒状	規則的/不規則的
海綿状態	軽度	顕著
錯角化	融合性	毛孔周囲性
顆粒層	菲薄化/消失	ときに肥厚
Munro 微小膿瘍	あり	なし
真皮乳頭	延長，浮腫，毛細血管の拡張と蛇行	浮腫，毛細血管拡張

は，表皮は随所に肥厚し，角層は密に肥厚し，正常角化と錯角化が上下方向に交互に配列する(checkerboard sign)(図4)．顆粒層は正常〜肥厚．毛孔が開大し，中に角栓を入れる(毛孔角栓，follicular plugging)．真皮上層の毛細血管拡張と血管周囲のリンパ球浸潤を認める．

ジベル薔薇色粃糠疹

青少年期に好発．楕円形で辺縁に細かい鱗屑(粃糠疹)を伴った紅斑が多発し，長軸が皮膚割線に一致したクリスマスツリー状の配列をする．辺縁に襟飾り状の鱗屑を伴った大型の紅斑(ヘラル

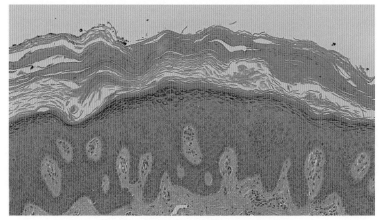

図 4. 毛孔性紅色粃糠疹（HE×100）
Checkerboard sign

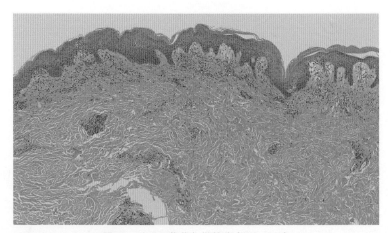

図 5. ジベル薔薇色粃糠疹（HE×100）

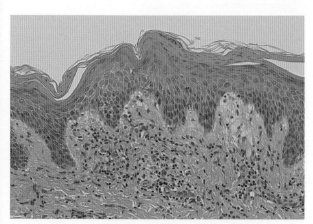

図 6. ジベル薔薇色粃糠疹．強拡大（HE×400）

皮上層の血管周囲にはリンパ球主体の炎症細胞浸潤，血管外の赤血球漏出がみられる．

　ここで，ジベル薔薇色粃糠疹の病理組織を踏まえたうえで，病理組織学的鑑別診断として，急性痘瘡状苔癬状粃糠疹（図 7, 8）と慢性苔癬状粃糠疹（図 9）を挙げたい．ジベル薔薇色粃糠疹と，苔癬状粃糠疹の後二者は臨床的にもおそらく病態的にも異なる疾患であるが，病理組織では類似点が多く，三者の特徴を並べて示した井上の表を引用（表 3）[5]するので参考にされるとよい．

乾癬型薬疹

　降圧薬（β-blocker）や抗 TNFα 抗体製剤，抗PD-1 抗体製剤などで乾癬様皮疹が生じることがある．薬剤性乾癬の皮疹としては，局面型，間擦疹型，滴状乾癬型，紅皮症型など様々であるが，

ドパッチ，herald patch）が初発疹として先行することがある．病理組織は，角層は小丘状錯角化（mound-like parakeratosis）を認め，表皮突起は軽度延長，表皮には部分的に海綿状態を認める（図 5, 6）．表皮真皮境界部には軽い空胞変性，真

表 3. ジベル薔薇色粃糠疹と苔癬状粃糠疹の病理組織学的鑑別点

	ジベル薔薇色粃糠疹	慢性苔癬状粃糠疹	急性痘瘡状苔癬状粃糠疹
疾患区分	海綿状態を伴う皮膚炎	表皮真皮境界型皮膚炎	表皮真皮境界型皮膚炎
	spongiotic dermatitis	interface dermatitis	interface dermatitis
角　層	部分的不全角化	不全角化	好中球を含む不全角化
表　皮	部分的海綿状態	あっても軽度の海綿状態，リンパ球浸潤	軽度の海綿状態，ときに表皮内水疱，リンパ球浸潤
	軽度の表皮稜延長	乾癬様表皮肥厚	乾癬様表皮肥厚
角化細胞壊死	角化細胞壊死が少数の例もある	少数の角化細胞壊死	角化細胞壊死
表皮真皮境界部	あっても軽度	リンパ球が浸潤，軽度の空胞変性	空胞変性，リンパ球浸潤で境界が不明瞭
真　皮	上層血管周囲性，膠原線維間のリンパ球浸潤	上層血管周囲の軽度リンパ球浸潤	楔状の真皮下層に及ぶ血管周囲性，膠原線維間のリンパ球浸潤
	軽度の乳頭浮腫		
	乳頭層の赤血球の血管外漏出	乳頭層の赤血球血管外漏出はあっても少量	乳頭層の赤血球の血管外漏出

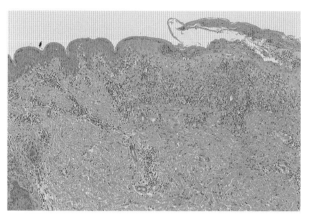

図 7. 急性痘瘡状苔癬状粃糠疹（HE×100）

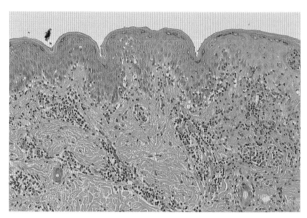

図 8. 急性痘瘡状苔癬状粃糠疹．強拡大（HE×400）

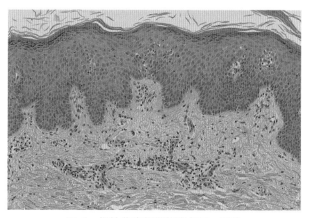

図 9. 慢性苔癬状粃糠疹（HE×100）

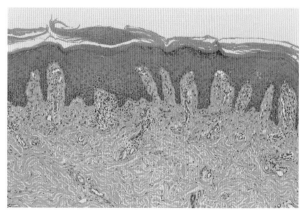

図 10. パクリタキセルによる薬剤性乾癬（HE×100）

病理組織学的には乾癬に類似するものの，典型的な乾癬の所見を呈することは少なく，不規則な表皮突起の延長と表皮真皮境界部の空胞変性や液状変性，苔癬型反応に好酸球浸潤を伴うことが多い

とされている（図10）．内田らの集計では，Munro 微小膿瘍は58.3%にしか認められず，一方，液状変性は83.3%と高頻度で認められたと報告しており[6]，典型的な乾癬とは病理組織学的には診断

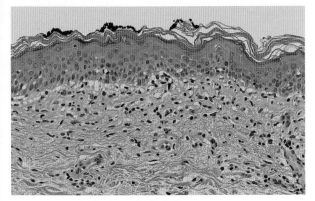

図 11. 小斑型類乾癬（HE×400）

できない.

類乾癬

　乾癬に類似した皮疹が多発し，慢性に経過する疾患を総称したのが類乾癬である．1902年にBrocqにより発案された用語[7]とのことであるが，その後に類似した各皮膚疾患の編入，削除の繰り返しにより混乱が生じたこともあった．最近では以下の二型で分類している教本が多い.

1．Parapsoriasis en gouttes（滴状類乾癬＝苔癬状粃糠疹）

　青壮年男性に好発．体幹と四肢近位を中心とした，鱗屑を伴う紅斑，丘疹が散在し，年余にわたって経過する．前述の急性痘瘡状苔癬状粃糠疹と慢性苔癬状粃糠疹に分類される．前者は，水疱，出血，壊死を伴った中央陥凹傾向の小丘疹，紅斑が倦怠感や軽度発熱を伴った急性炎症症状が強いもので，後者は境界明瞭な5〜10 mmの白色鱗屑を伴う隆起性紅斑が出現，消褪を繰り返す．病理組織学的に，軽度であるが海綿状態を呈することを知っておく.

2．Parapsoriasis en plaques（斑状［局面状］類乾癬）

　壮年〜老年男性に好発．体幹四肢，対称性にわずかに鱗屑をつける比較的境界明瞭な淡い紅斑を認め，年余にわたり経過する．個疹の径が5 cmを境にlarge plaque type（大斑［大局面］型）とsmall plaque type（小斑［小局面］型）とに分けられ，特に前者は多型皮膚萎縮を伴い，一部は菌状息肉症に移行することもあるが，両者は混在することも多い．病理組織学的には，両者とも真皮上層血管周囲と乳頭層内のリンパ球浸潤と，表皮への浸潤（exocytosis）と，表皮真皮境界部の空胞変性であるが，後者ではそれに加え表皮は萎縮傾向を示し，表皮真皮境界部の空胞変性とリンパ球の表皮内浸潤が目立ってくる（図11）．長期に経過する過程において，菌状息肉症に移行していないかを確認するために，皮疹が変化する度に，繰り返し複数箇所の皮膚生検を行うことが必要になる．菌状息肉症の早期病変の病理組織の特徴として要約すると以下の2点になる，これらを参考に，他の所見とも併せて診断する.

　①　表皮向性：異型リンパ球が表皮真皮境界部に線状に配列し，一部数個の胞巣をなして表皮に侵入する.

　②　真皮乳頭の線維化：表皮直下に比較的太い膠原線維束が出現する.

文　献

1）Lever WF, Schumburg Lever G：Psoriasis Vulgaris. Histopathology of the Skin（Lever WF, Schumburg Lever G eds），7th ed, Lippincott, Philadelphia, p. 158, 1990.

2）Ackerman AB, et al：Identification of nine basic patterns and streamlined algorithms of them. Histologic diagnosis of inflammatory skin diseases, An algorithmic method based on pattern analysis（Ackerman AB, et al eds），2nd ed, Williams & Wilkins, Baltimore, p. 119, 1997.

3）三砂範幸：皮膚病理へのいざない＜その1＞．日皮会誌，**119**(13)：2677-2680，2009.

4）清原隆宏：乾癬と脂漏性湿疹との病理組織学的鑑別点．エキスパートに学ぶ 皮膚病理診断学（古江増隆ほか編），中山書店，pp. 151-152，2012.

5）井上智子：湿疹/皮膚炎，Gibertばら色粃糠疹，苔癬状粃糠疹の病理組織学的鑑別点．エキスパートに学ぶ 皮膚病理診断学（古江増隆ほか編），中山書店，pp. 126-129，2012.

6）内田敬久，佐野沙織，相原道子ほか：薬剤性乾癬34例の臨床的検討．日皮会誌，**126**(3)：295-302，2016.

7）Brocq L：Les parapsoriasis. *Ann Dermatol Syphiligr*, **3**：433-468, 1902.

第 23 回日本褥瘡学会学術集会

日　　時：2021 年 9 月 10 日(金)〜11 日(土)

会　　長：安部　正敏(医療法人社団廣仁会 札幌皮膚科クリニック)

開催形式：WEB 開催　※ライブ配信(一部のセッション)＋後日オンデマンド配信あり

テ ー マ：褥瘡を学ぶ新しいかたち 〜仮想空間のふれあいが未来をひらく〜

問い合わせ：第 23 回日本褥瘡学会学術集会　運営事務局

　　　　　　株式会社春恒社　コンベンション事業部

　　　　　　〒 169-0072　東京都新宿区大久保 2-4-12

　　　　　　新宿ラムダックスビル

　　　　　　TEL：03-3204-0401　FAX：03-5291-2176

　　　　　　E-mail：jspu23@c.shunkosha.com

詳細はホームページをご覧ください。

https://www.jspu23.jp/

FAX による注文・住所変更届け

改定：2015 年 1 月

　毎度ご購読いただきましてありがとうございます．

　読者の皆様方に小社の本をより確実にお届けさせていただくために，FAX でのご注文・住所変更届けを受けつけております．この機会に是非ご利用ください．

◇ご利用方法

　FAX 専用注文書・住所変更届けは，そのまま切り離して FAX 用紙としてご利用ください．また，注文の場合手続き終了後，ご購入商品と郵便振替用紙を同封してお送りいたします．**代金が 5,000 円をこえる場合，代金引換便とさせて頂きます．**その他，申し込み・変更届けの方法は電話，郵便はがきも同様です．

◇代金引換について

　本の代金が 5,000 円をこえる場合，代金引換とさせて頂きます．配達員が商品をお届けした際に，現金またはクレジットカード・デビットカードにて代金を配達員にお支払い下さい(本の代金＋消費税＋送料)．(※年間定期購読と同時に 5,000 円をこえるご注文を頂いた場合は代金引換とはなりません．郵便振替用紙を同封して発送いたします．代金後払いという形になります．送料は定期購読を含むご注文の場合は頂きません)

◇年間定期購読のお申し込みについて

　年間定期購読は，1 年分を前金で頂いておりますため，代金引換とはなりません．郵便振替用紙を本と同封または別送いたします．送料無料，また何月号からでもお申込み頂けます．

　毎年末，次年度定期購読のご案内をお送りいたしますので，定期購読更新のお手間が非常に少なく済みます．

◇住所変更届けについて

　年間購読をお申し込みされております方は，その期間中お届け先が変更します際，必ずご連絡下さいますようよろしくお願い致します．

◇取消，変更について

　取消，変更につきましては，お早めに FAX，お電話でお知らせ下さい．

　返品は，原則として受けつけておりませんが，返品の場合の郵送料はお客様負担とさせていただきます．その際は必ず小社へご連絡ください．

◇ご送本について

　ご送本につきましては，ご注文がありましてから約 1 週間前後とみていただきたいと思います．お急ぎの方は，ご注文の際にその旨をご記入ください．至急送らせていただきます．2〜3 日でお手元に届くように手配いたします．

◇個人情報の利用目的

　お客様から収集させていただいた個人情報，ご注文情報は本サービスを提供する目的(本の発送，ご注文内容の確認，問い合わせに対しての回答等)以外には利用することはございません．

　その他，ご不明な点は小社までご連絡ください．

株式会社　全日本病院出版会　〒113-0033 東京都文京区本郷 3-16-4-7 F　電話 03(5689)5989　FAX03(5689)8030　郵便振替口座 00160-9-58753

FAX 専用注文用紙 5,000 円以上代金引換 (皮 '21.6)

Derma 年間定期購読申し込み（送料弊社負担）
□ 2021 年＿月～12 月　　□ 2020 年 1 月～12 月（定価 42,130 円）

□ Derma バックナンバー申し込み（号数と冊数をご記入ください）

No.	/	冊	No.	/	冊	No.	/	冊

	冊
Monthly Book Derma. 創刊 20 周年記念書籍 □ そこが知りたい 達人が伝授する日常皮膚診療の極意と裏ワザ（定価 13,200 円）	
Monthly Book Derma. 創刊 15 周年記念書籍 □ 匠に学ぶ皮膚科外用療法―古きを生かす，最新を使う―（定価 7,150 円）	
Monthly Book Derma. No.307（'21.4 月増刊号） □ 日常診療にこの 1 冊！皮膚アレルギー診療のすべて（定価 6,380 円）	
Monthly Book Derma. No.300（'20.9 月増大号） □ 皮膚科医必携！外用療法・外用指導のポイント（定価 5,500 円）	
Monthly Book Derma. No.294（'20.4 月増刊号） □ "顔の赤み" 鑑別・治療アトラス（定価 6,380 円）	
Monthly Book Derma. No.288（'19.10 月増大号） □ 実践！皮膚外科小手術・皮弁術アトラス（定価 5,280 円）	
Monthly Book Derma. No.281（'19.4 月増刊号） □ これで鑑別は OK！ ダーモスコピー診断アトラス（定価 6,160 円）	

PEPARS 年間定期購読申し込み（送料弊社負担）
□ 2021 年＿月～12 月　　□ 2020 年 1 月～12 月（定価 42,020 円）

□ PEPARS バックナンバー申し込み（号数と冊数をご記入ください）

No.	/	冊	No.	/	冊	No.	/	冊

	冊
PEPARS No.147（'19.3 月増大号） □ 美容医療の安全管理とトラブルシューティング（定価 5,720 円）	
□ カラーアトラス 爪の診療実践ガイド 改訂第 2 版（定価 7,920 円）	
□ イチからはじめる美容医療機器の理論と実践 改訂第 2 版（定価 7,150 円）	
□ 臨床実習で役立つ 形成外科診療・救急外科処置ビギナーズマニュアル（定価 7,150 円）	
□ 足爪治療マスター BOOK（定価 6,600 円）	
□ 日本美容外科学会会報 2020 Vol.42 特別号 美容医療診療指針（定価 2,750 円）	
□ 図解 こどものあざとできもの―診断力を身につける―	
□ Kampo Medicine 経方理論への第一歩（定価 3,300 円）	
□ 美容外科手術―合併症と対策―（定価 22,000 円）	
□ 足育学 外来でみるフットケア・フットヘルスウェア（定価 7,700 円）	
□ 実践アトラス 美容外科注入治療 改訂第 2 版（定価 9,900 円）	
□ Non-Surgical 美容医療超実践講座（定価 15,400 円）	
□ スキルアップ！ニキビ治療実践マニュアル（定価 5,720 円）	

その他（雑誌名/号数，書名と冊数をご記入ください）

□

お名前	フリガナ		診療科
		要捺印	

ご送付先	〒　　　―

TEL：	（　　　）	FAX：	（　　　）

FAX 03-5689-8030 全日本病院出版会行

年　　月　　日

住 所 変 更 届 け

お 名 前	フリガナ	
お客様番号		毎回お送りしています封筒のお名前の右上に印字されております8ケタの番号をご記入下さい。
新お届け先	〒　　　　　都 道 　　　　　　府 県	
新電話番号	（　　　　　　）	
変更日付	年　　月　　日より	月号より
旧お届け先	〒	

※　年間購読を注文されております雑誌・書籍名に✓を付けて下さい。

- ☐ Monthly Book Orthopaedics（月刊誌）
- ☐ Monthly Book Derma.（月刊誌）
- ☐ 整形外科最小侵襲手術ジャーナル（季刊誌）
- ☐ Monthly Book Medical Rehabilitation（月刊誌）
- ☐ Monthly Book ENTONI（月刊誌）
- ☐ PEPARS（月刊誌）
- ☐ Monthly Book OCULISTA（月刊誌）

FAX 03-5689-8030

全日本病院出版会行

バックナンバー 一覧

2021 年7月現在

Monthly Book
Derma.
デルマ

──── 2021 年度　年間購読料　42,130 円 ────
通常号 2,750 円（本体価格 2,500 円＋税）×11 冊
増大号 5,500 円（本体価格 5,000 円＋税）×1 冊
増刊号 6,380 円（本体価格 5,800 円＋税）×1 冊

※各号定価：本体 2,500 円＋税（増刊・増大号は除く）
※ 2016 年以前のバックナンバーにつきましては，弊社ホーム
　ページ（https://www.zenniti.com）をご覧ください.

| 編集主幹：照井　正　日本大学教授 | No. 312　編集企画： |
| 大山　学　杏林大学教授 | 河野通浩　秋田大学教授 |

Monthly Book Derma．　No. 312

2021 年 8 月 15 日発行(毎月 15 日発行)
定価は表紙に表示してあります.
Printed in Japan

発行者　　末 定 広 光
発行所　　株式会社　全日本病院出版会
〒 113-0033 東京都文京区本郷 3 丁目 16 番 4 号 7 階
電話 (03)5689-5989　Fax (03)5689-8030
郵便振替口座 00160-9-58753
印刷・製本　三報社印刷株式会社　　電話 (03)3637-0005
広告取扱店　㈱メディカルブレーン　電話 (03)3814-5980

© ZEN・NIHONBYOIN・SHUPPANKAI, 2021